最先端材料システム One Point **9**

ドラッグデリバリーシステム

高分子学会 [編集]

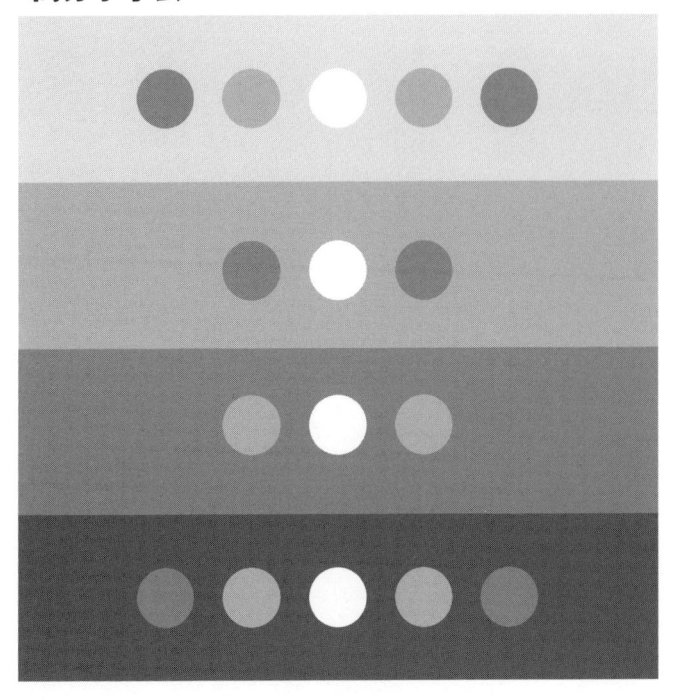

共立出版

「最先端材料システム One Point」シリーズ 編集委員会

編集委員長	渡邉正義	横浜国立大学 大学院工学研究院
編集委員	加藤隆史	東京大学 大学院工学系研究科
	斎藤　拓	東京農工大学 大学院工学府
	芹澤　武	東京工業大学 大学院理工学研究科
	中嶋直敏	九州大学 大学院工学研究院

複写される方へ

　本書の無断複写は著作権法上での例外を除き禁じられています。本書を複写される場合は、複写権等の行使の委託を受けている次の団体にご連絡ください。

　〒107-0052　東京都港区赤坂 9-6-41　乃木坂ビル　一般社団法人　学術著作権協会
　電話 (03)3475-5618　　FAX (03)3475-5619　　E-mail: info@jaacc.jp

　転載・翻訳など、複写以外の許諾は、高分子学会へ直接ご連絡下さい。

シリーズ刊行にあたって

　材料およびこれを用いた材料システムの研究は,「最も知的集約度の高い研究」と言われている．部品を組み立てる組立産業は，部品と製造装置さえ揃えばある程度真似をすることができても，材料およびそのシステムはそう簡単には追随できない．あえて言えば日本の製造業の根幹を支えている研究分野であり，今後もその優位性の維持が最も期待されている分野でもある．

　この度，高分子学会より「最先端材料システム One Point」シリーズ全 10 巻を刊行することになった．科学の世界の進歩は著しく，材料，そしてこれを用いた材料システムは日進月歩で進化している．しかし，その底辺を形作る基礎の部分は普遍なはずである．この One Point シリーズは今話題の最先端の材料・システムに関するホットな話題を提供する．同時に，これらの研究・開発を始めるにあたって知らなければならない基礎の部分も丁寧に解説した．具体的な刊行内容は以下の通りである．

　　　　第 1 巻　　カーボンナノチューブ・グラフェン
　　　　第 2 巻　　イオン液体
　　　　第 3 巻　　自己組織化と機能材料
　　　　第 4 巻　　ディスプレイ用材料
　　　　第 5 巻　　最先端電池と材料
　　　　第 6 巻　　高分子膜を用いた環境技術
　　　　第 7 巻　　微粒子・ナノ粒子
　　　　第 8 巻　　フォトクロミズム
　　　　第 9 巻　　ドラッグデリバリーシステム
　　　　第 10 巻　　イメージング

　いずれも今を時めくホットトピックで，題名からだけでもその熱さが伝わってくると思う．執筆者は，それぞれの分野で日本を代表する研究者にお願いした．またその内容は，ご自身の研究の紹介だけでなく，それぞれの話題を世界的な観点から俯瞰して頂き，その概要もわかるよう

に工夫した．さらに詳しく知りたい方のために参考文献も充実させた．

　特に読んで頂きたい方は，これからこれらの分野の研究・開発を始めようとする大学生，大学院生，企業の若手研究者等であり，「手軽だが深く学べる本」の提供を目指した．さらに，この分野の入門書としての位置づけのみならず，参考書としても充分活用できるような内容とすることを意図したので，それぞれの分野の研究者・技術者，さらには最先端トピックスの概要を把握したい方々にも充分にお役に立つことを確信している．

　本 One Point シリーズの刊行にあたっては，各執筆者はもとより，各巻の代表執筆者の方々には，各巻全体を査読頂き，表現の統一や重複のチェックなど多大なご尽力を頂いた．ここに改めてお礼申し上げる．

　　2012 年 4 月

　　　　　　　　　　　　　　　　　　　　　　編集委員長　渡邉正義

まえがき

　薬物治療では，効率的な薬理効果の発現と，副作用の低減がきわめて重要となる．このため，生体に対して薬物をいかに有効に投与するかが大きな課題となる．ドラッグデリバリーシステム（DDS）は新しい薬物投与システムを追求する概念であり，なかでも薬物の作用量の制御，その作用部位と作用時間が制御されることが必要である．薬剤自身が生体内における異常を感知，薬物放出を生起し，それにより正常な状態に戻すオートフィードバック機構を内蔵する製剤の具現化が理想的であろう．必要なときにのみ薬物を放出させるインテリジェントシステムは，夢のDDSとして世界的に検討が開始されてきている．熱，光，超音波などの物理的シグナル，あるいはpH，グルコースなどの化学的シグナルに応答して，構造・機能を変化させるインテリジェント材料は，刺激によってon-off薬物放出を起こすシステムのブレイクスルーを可能にする．すなわち，薬物の空間的および時間的制御を実現する次世代型の材料である．

　歴史的にみて高分子科学の発展は，これまでのDDS研究に多大な貢献をしてきた．コントロールドリリース製剤では，ハイドロゲルや高分子膜による薬物拡散の制御で，有効濃度域での長時間の持続的な薬物放出が実現されている．また，生体適合性高分子のポリエチレングリコールを生理活性タンパクやリポソームなどの薬物キャリアに化学修飾することで，血中における滞留性の向上と異物認識の回避を可能にしてきている．このように新しいDDSの実現には，高分子の機能を十分に把握し利用することがきわめて効果的である．近年のバイオテクノロジーの発展にともない，製剤における高分子の役割はますます大きなものとなってきている．DDSの精密設計とインテリジェント化には高分子の機能を積極的に活用することが不可欠であろう．

　21世紀におけるDDSでは，医学，薬学，理工学のテクノロジーが学際的に融合した独創的な学問領域を確立し，新しい革新を実現していかなければならない．それぞれの分野の従来のアプローチに加えて，他の

領域のテクノロジーや概念をうまく取り入れていくことで,従来の薬物治療の限界を大きく超えるDDSテクノロジーの創出をこれまで以上に強力に推進させていくことが重要である.そのなかで高分子科学がDDSの世界に新しいブレイクスルーを起こすものと確信している.

　本書はDDSの現状と将来展望について,体系的に説明することを目的とした.これからDDSを学びたい人,あるいはDDS研究,産業に携わる人たちの少しでもお役に立てれば幸いである.

　2012年4月

　　　　　　　　　　　　　　　　　　　　　　代表執筆者　岡野 光夫

執筆者紹介

第1章　岡野光夫*　東京女子医科大学 先端生命医科学研究所
第2章　高山幸三　星薬科大学 薬剤学教室
第3章　横山昌幸　東京慈恵会医科大学 総合医科学研究センター
第4章　中山正道　東京女子医科大学 先端生命医科学研究所
第5章　中村孝司　北海道大学 大学院薬学研究院
　　　　原島秀吉　北海道大学 大学院薬学研究院

（*：代表執筆者）

目　次

第1章　DDS とは何か　　1

1.1　はじめに 1
1.2　DDS とは 2
1.3　空間的制御 3
1.4　時間的制御 3
　　1.4.1　薬の制御放出システム 3
　　1.4.2　刺激応答型薬物放出システム 4
1.5　おわりに 6

第2章　量的制御　　9

2.1　放出制御 9
　　2.1.1　放出制御の基礎理論 10
　　2.1.2　放出制御型 DDS の実際 15
2.2　吸収改善 21
　　2.2.1　経粘膜吸収促進法 21
　　2.2.2　経皮吸収促進法 24
2.3　プロドラッグ 28
　　2.3.1　プロドラッグの設計 28
　　2.3.2　プロドラッグの実例 28

第3章　部位的制御　　39

3.1　ターゲティング（標的指向化）とは 39
　　3.1.1　ターゲティングの定義 39
　　3.1.2　ターゲティングの分類 40
　　3.1.3　ターゲティング戦略，設計論 46
　　3.1.4　キャリアのタイプ 49

3.2		ターゲティングシステムの例	50
	3.2.1	合成高分子–薬物複合体	50
	3.2.2	抗体–薬物複合体	52
	3.2.3	SMANCS	55
	3.2.4	PEG 修飾タンパク	55
	3.2.5	PEG 修飾リポソーム	56
	3.2.6	高分子ミセル	57
	3.2.7	ナノゲル	59

第 4 章　時間的制御　　63

- 4.1　on-off 放出制御システム　　63
- 4.2　物理・化学的シグナルと薬物キャリア技術の融合　　65
  - 4.2.1　生体内化学反応に応答するシステム　　67
  - 4.2.2　温度応答性システム　　70
  - 4.2.3　pH 応答性システム　　78
  - 4.2.4　光応答性システム　　84

第 5 章　遺伝子治療と DDS　　93

- 5.1　薬物治療におけるパラダイムシフト　　93
  - 5.1.1　低分子医薬品からバイオ医薬品へ　　93
  - 5.1.2　次世代医薬　　94
  - 5.1.3　核酸医薬　　94
  - 5.1.4　遺伝子治療　　95
  - 5.1.5　不可欠な DDS　　96
- 5.2　細胞内動態制御法　　98
  - 5.2.1　細胞への取り込み　　98
  - 5.2.2　エンドソーム脱出　　101
  - 5.2.3　細胞質輸送　　103
  - 5.2.4　核への送達　　103
  - 5.2.5　ミトコンドリアへの送達　　104

5.3 遺伝子の運び屋からナノマシンへ 105
　　　　5.3.1 高分子ミセル 105
　　　　5.3.2 安定核酸脂質粒子 107
　　　　5.3.3 多機能性エンベロープ型ナノ構造体 109
　　5.4 おわりに 111

索　引　　　　　　　　　　　　　　　　　　　　　　115

第1章

DDSとは何か
−定義，特徴，現状と未来−

1.1　はじめに

　薬は人類の生きる質を大きく変える．1929年にペニシリンが発見されて以来，次々と抗生物質が開発され，感染症に対してきわめて効果的な治療法を手に入れることにより，人類の寿命は大きく延びることとなった．今日，多くの薬が開発され治療の質は大きく進歩することとなった．特に，製薬産業の発展は目覚ましく，現在世界で80兆円規模の製薬産業が世界の患者を治療すべく活動している．

　一方，治療することのできない難病や障害者はまだまだ多く，新治療にかけられる期待は大きい．ペースメーカーやステントのような人工デバイスによる治療，眼内レンズや人工腎臓などの人工臓器の発展は多くの患者を救ってきているが，患者のQOLの面で必ずしも質の高い治療にはなっていない．今後の先端医療を，より高度な科学技術を基盤に発展させ，多くの患者を効果的に治す社会の実現を果たさなければならない．

　従来，生理活性物質の自然界からの発見や，それを模倣した新物質の合成，レセプターやリガンドから生理活性分子の設計など，いろいろな方法で薬の分子を大量に抽出したり合成したりする総合力として製薬産業が発展してきている．さて，生理活性物質のみが新薬の発見につながるものであるのだろうか．生体ではホルモンなどの生理活性物質がその量のみならず，作用空間や作用時間なども制御されていることを考えると，薬の空間と時間の制御を通した作用のさせ方がいかに重要であるかが，次第に理解されるようになってきた．薬物送達システム (DDS: drug delivery system) の誕生である．

1.2 DDSとは

60兆個の細胞が組織や臓器を形成し,われわれの体を作り上げている.それぞれの組織や臓器はそれぞれに情報のやりとりをしてホメオスタシスを維持している.オートクラインやパラクラインにより,近距離と長距離の相互作用を通して制御されている生体システムのどこかが構造的あるいは機能的に異常を起こしたときに,生理活性物質を薬として利用して修正させる治療はきわめて有効である.

細胞は代謝しているので酸素とグルコースの供給は必須である.われわれの体の中で細胞外マトリックスが豊富で細胞がまばらに存在する軟骨と角膜には血管がないが,他の組織や臓器は細胞の密度が高くパックされているため,およそ50〜100μmごとに毛細血管が張り巡らされている.したがって,細胞に生理活性物質を送達させるには血管系を通して行うのが効率的であり,特にがん組織のように生き残るがん細胞をなくすには抗がん剤を血管から送ることが必要である.局所注射ではその拡散で広がる距離に限界があるので,抗がん剤治療には血管系からの利用が必須であろう.

さて,このような背景の中で,薬の必要な量を必要な時に,必要な部位に作用させるのが理想的であり,これを目指すDDS研究が活発になってきた.特に薬はその化学構造によって生体内の動態(経時的にどのように分布するか)が異なる.しかし,従来は薬の生理活性が追求され,その作用量の時間的あるいは空間的制御はきわめて困難であった.すなわち必要な部位に行きやすくする(空間制御)とか,必要な時間作用する(時間制御)などの設計は必ずしもできていない.これを考えるのがDDS研究の重要なポイントであろう.すなわち,薬の構造の中に生理活性と動態の両方を制御することのできる手法を作り上げていく必要がある.

高い活性をもつ薬の構造とは独立に,薬の空間的・時間的制御を可能にする薬物キャリアの構造を,分子レベルと分子の集合レベルで設計可能にすることに期待が集まっている.この領域はDDSとして世界的に注目され,今後の発展が期待されている.薬物を標的部位に送り届けたり,必要なときにキャリアから薬物が放出されたりすることのできるDDSは,ただ単に従来の製剤学としての薬学の一領域にとどまらず,新しい薬物治療システム学として,高分子化学,医用工学,生物学などの知見と手法を積極的に取り入れた集学的アプローチを可能とする新学問として,DDS研究

を発展させていかなければならない．

1.3 空間的制御

標的指向性を意図的に分子設計する試みは，選択的に薬物を作用させる標的指向性（ターゲティング）製剤として長く研究され，選択的な反応を生起させる抗体や，がん細胞に対するレセプターやリガンドを薬物に結合させる考えかた（能動的ターゲティング）が追究されてきた．特に抗体を用いた場合，特異性の高い抗原−抗体反応によって，薬物が標的部位と選択的に結合することが期待できる．このような抗体に薬物を結合させた分子を"ミサイルドラッグ"という名で呼び，その実現に大きな期待が寄せられてきている．事実，*in vitro* でがん細胞の膜に対する抗体に抗がん剤を結合させたミサイルドラッグを，がん細胞と正常細胞の混合系に作用させると，顕著にがん細胞のみを死滅させることができる．

しかし，このようなミサイルドラッグを *in vivo* で作用させると，期待していたほどの効果を得ることができない．というのは，ミサイルドラッグが自分自身で推進力をもってがん部位に飛んで行くのではなく，血液の流れに乗ってがん部位に近づき，血管から外に出て初めてがん細胞と接触する機会をもつからである．ミサイルドラッグという異物が静脈注射されると，白血球，マクロファージ，肝 Kupffer 細胞など，細網内皮系の細胞と接触して貪食され，標的部位に到達する前に，非特異的に正常細胞や正常組織に移行する．*In vitro* で効果を示したがん細胞と接触できる状況下に達する前に，生体システムによって処理される問題を解決することなく，ただ単に抗体に薬を結合することによって生体中で効果を示す"ミサイルドラッグ"を実現するのは難しい．最近，がん組織の血管を標的にするターゲティングが治療に使われ始めており，今後どのように進むかが注目される．

このモノクローナル抗体や，ナノ粒子を用いたターゲティングについては，後ほど詳細にその現状と今後の課題について解説する．

1.4 時間的制御

1.4.1 薬の制御放出システム

薬物の徐放性，0 次放出などのコントロールドリリースシステムは，DDS 技術のなかで最も古くから研究が進められており，新しい治療システムに応用されている．ハイドロゲルや膜で高分子鎖を巧みに利用し，短期ある

いは長期の制御放出が実現され，経口膜，経皮吸収薬などに応用されていることはよく知られている．この技術は本来，薬物の有効血中濃度を長時間持続させ，副作用を最小にし，効果を最大にすることを目的として検討されてきている．

特に0次放出を実現するハイドロゲルや生体内分解性高分子の構造が追究されており，今後の発展が期待されている．最近，0次放出にしたときに，従来の静注などでは達成できない治療効果が見出された．このことは，注射で薬物を投与したときと制御放出したときで薬物の治療効果が異なるという，きわめて興味深い例であろう．例えば，武田薬品工業（株）は，黄体形成ホルモン放出ホルモン (LHRH) 誘導体である酢酸リュープロライドを，生体内分解性の高分子であるポリグルコール酸–ポリ乳酸の共重合体ビーズ内に担持させ，1カ月以上にわたってほぼ一定速度で徐放させることに成功した．この製剤は，アメリカより前立腺がんの治療製剤として上市され，最近わが国においても販売が開始された．通常，酢酸リュープロライドは強く性腺を刺激するアゴニストとして作用するのであるが，長期徐放によって脳下垂体からの黄体形成ホルモンや卵胞刺激ホルモンの放出を制御し（アンタゴニストとして作用），前立腺や子宮の退縮をもたらす．薬物放出量の制御が薬物の治療効果を制御する好例である．このことは，将来DDSが副作用を軽減して効率的な治療を行うことにとどまらず，新しい治療をも可能にする革新的な薬物治療技術であることを示している．

1.4.2 刺激応答型薬物放出システム

必要なときにのみ薬物を放出するシステムは，インテリジェント材料の開発と一体化して，夢のDDSとして世界的に検討が開始されている．温度，光，超音波，マイクロ波，磁場などの物理的刺激，あるいはpH，グルコースなど化学的刺激を信号として検知し，構造・機能を変化させるインテリジェント材料を用いて，薬を刺激によってon-off放出制御しようとするシステムは，薬の時間的制御を積極的に行う点できわめて重要である．

表1.1に刺激応答型薬物放出システムを分類し，それぞれの代表的な課題を整理して示した．刺激に応答して薬物を放出させることができるのであれば，生体外からの光，電気，熱などの物理信号で，生体内の刺激応答性製剤をリモートコントロールすることが可能となる．このとき，がんな

表 1.1 刺激応答型薬物放出システム．

---
1. on-off 放出制御
    パルス型薬物放出システム
2. 自己制御型薬物放出システム
    グルコース応答型インスリン放出システム
    熱応答性解熱剤放出システム
3. 外的刺激によるターゲティング
    局所刺激型薬物放出システム
4. 生体内特異的環境検知型物理的ターゲティング
    pH 変化（消化器系，リソソームなど）
    バクテリア（大腸など）
    ヒドロキシラジカル（炎症部位など）
    酵素（リソソームなど）

空間的制御

ターゲティング
- 能動的ターゲティング（部位特異性）
- 受動的ターゲティング（RES 回避）

ダブルターゲティング

時間的制御

制御放出
- 持続型薬物放出（徐放性，0 次放出）
- 刺激応答型薬物放出（on-off 放出制御）
- 自己制御型薬物放出（人工膵臓など）

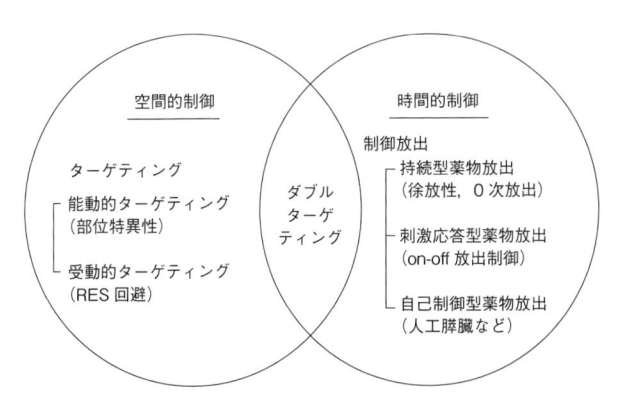

図 1.1　ドラッグデリバリーによる薬物治療の空間的，時間的制御．

どの特定部位に信号を集中することで，物理的にターゲティングを達成することも可能となる．前節の空間的制御で述べたターゲティングと両方の機能を分子的に設計することができれば，空間・時間の両方を制御したダブルターゲティングシステムが実現され，がん治療などに革命的な効果が期待できる（図 1.1）．

さらに，生体内の特定環境に基づく，物理的あるいは化学的な信号を検知することができれば，自己制御型の薬物放出あるいはターゲティングが実現されよう．血中グルコース濃度に応答してインスリンを放出するシステムは，自己制御放出の例である．このシステムは人工膵臓のモデルとも見ることができよう．人工心臓や人工腎臓などポンプ機能や，ろ過機能の

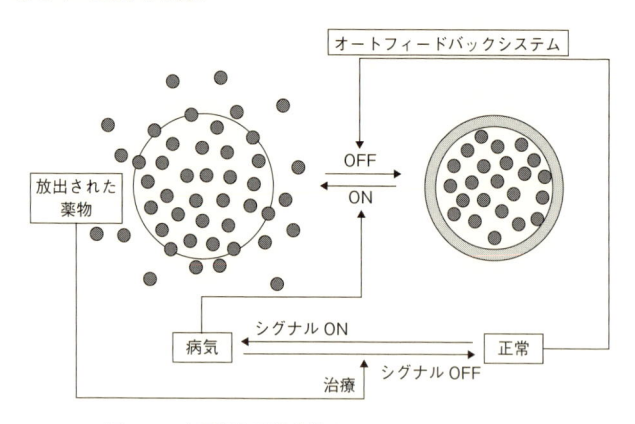

図 1.2 自己制御型薬物放出システムのコンセプト．

物理的機能を代行する人工臓器研究が，人工肝臓（ただ単に吸着による解毒機能ではないシステムを意味する）や人工膵臓などの代謝系の人工臓器に向けて研究が活性化し，新しい研究段階に入った今日，まさに同期するように自己制御放出の DDS 研究が発展し，学際色の強い興味ある新たな領域が誕生するに至っている．

刺激応答性高分子は，図 1.2 のように外部刺激の変化によって構造を変化させ，細胞と接着，貪食を促進させたり，薬物放出を促進させたりすることが可能である．最近のハイパーサーミアによるがん治療の発展により，超音波によって選択的に局所を利用して加温することが可能となってきている．また，ファイバーを利用して体のどこにでも光を照射することが可能になってきていることから，刺激応答性高分子との技術融合によって，温度や光などで制御できる新しいタイプの標的治療が進展すると考えられる．

インテリジェントナノ粒子は，粒子の特性を利用した標的組織への受動的なターゲティングと局所の物理刺激との併用によるダブルターゲティングを実現するものである．新しい DDS を切り開いていくことが大いに期待される領域である．後ほどインテリジェント型薬物キャリアの分子設計と DDS の新しい可能性についても議論する．

1.5 おわりに

従来の薬学は生理活性の追究により新薬を開発してきているが，生体内

での動態制御については生理活性物質の構造によって決まるため,悪く言えば成り行きまかせであった.薬の時間的,空間的制御をキャリアの構造で設計し,これにより薬効と動態制御のそれぞれの機能を分離させた DDS が大きな意味をもつと考えられる.すなわち,生理活性物質とキャリアを融合させた分子設計の総合デザインの重要性が高まっている.しかし,既に 20 世紀に確立されたアカデミア,産業のタテ型の枠組みは必ずしも技術融合を促進するものではなかった.この境界領域ともいうべき DDS 研究を,実際に患者を治療できるまでにする新しい努力があらゆる方向から追究されることがきわめて重要である.

　高分子科学の発展とその貢献が DDS 領域をブレイクスルーしていくものと信じている.その意味で先駆的な DDS 研究に取り組んでいる研究者に DDS の概念と現状,さらには今後の展望についてまとめていただき,この領域の未来を読者と共に考えたいと思う.

引用・参考文献

1) T. Okano, Y. H. Bae and S. W. Kim: "Pulsed and Self-Regurated Drug Delivery (J. Kost, Ed.)", Chap. 2, (CRC Press, 1990).
2) S. W. Kim, Y. H. Bae and T. Okano: *Pharm. Res.*, **9**, 283 (1992).
3) 吉田亮, 酒井清孝, 岡野光夫: 膜 (Membrane), **17**, 33 (1992).
4) 岡野光夫: カレントセラピー, **10**, 29 (1992).
5) 岡野光夫, 吉田亮, 酒井清孝, 桜井靖久: 人工臓器 1992, **8**, 284 (1992).
6) 岡野光夫: 病態生理, **11**, 213 (1992).
7) T. Okano and R. Yoshida: "Biomedical Applications of Polymeric Materials (T. Tsuruta, Ed.)", 6.2, (CRC Press, 1993).
8) 岡野光夫: 日本臨床, **51**, 246 (1993).
9) 岡野光夫, 吉田亮, 桜井靖久: 人工臓器 1994-95, **8**, 277(1994).
10) T. Okano, N. Yui, M. Yokoyama and R. Yoshida (Eds.): "Advances in Polymeric Systems for Drug Delivery", (Gordon and Breach Science Publishers, 1994).
11) 岡野光夫: Drug Delivery System, **10**, 355 (1995).
12) T. Okano (Ed.): "Biorelated Polymers and Gels-Controlled Release Applications in Biomedical Engineering", (Academic Press, 1998).
13) 永井恒司 (監修):「新・ドラッグデリバリーシステム」, (シーエムシー出版, 2000).
14) A. Kikuchi and T. Okano: *Adv. Drug Deliv. Rev.*, **54**, 53 (2002).

第2章

量的制御

2.1 放出制御（コントロールドリリース）

　剤形からの薬物の放出を制御すること（コントロールドリリース）により，薬物の血中濃度を治療域に長時間一定に維持することができるため，薬物治療の精密化や有害作用の軽減，さらに服薬間隔の延長が可能となる（図 2.1）．放出制御製剤は患者を頻回の服薬から解放し，アドヒアランスの改善にも有効である．一方で消化管からの吸収性に乏しい薬物や肝臓での初回通過効果を受けやすい薬物には不向きであり，放出制御技術を適用できる薬物は吸収が速やかで半減期の短いものに限られる．注射剤や経皮吸収型製剤にも放出制御が応用されており，優れた DDS を開発する上で，

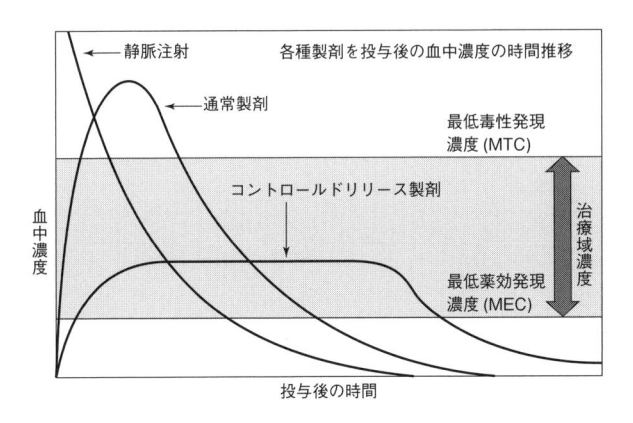

図 2.1　放出制御製剤を服用後の血中薬物濃度の推移．

放出制御は不可欠の技術となっている．

2.1.1 放出制御の基礎理論

　放出制御の機構は，高分子やワックスに薬物を均一に溶解あるいは分散させたマトリックス制御と，薬物を水に不溶性の高分子で被覆した膜制御に大別される．また剤形からは，シングルユニットとマルチプルユニットに分類される．前者には非崩壊型のマトリックス錠剤やコーティング錠剤がある．後者には放出制御技術を施した細粒や顆粒，さらにこれらを充填したカプセル剤等がある．製剤の消化管内移行を考慮するとき，マルチプルユニットは消化管内での存在確率の再現性が良く，より安定した徐放効果を得ることができる．しかし，シングルユニットに比べると個々のユニッ

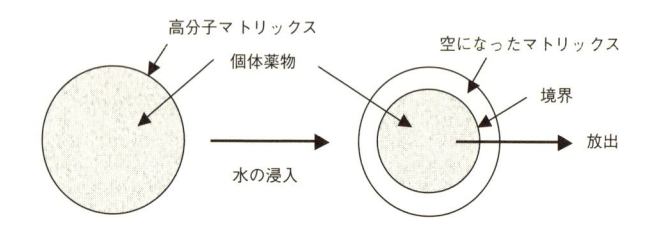

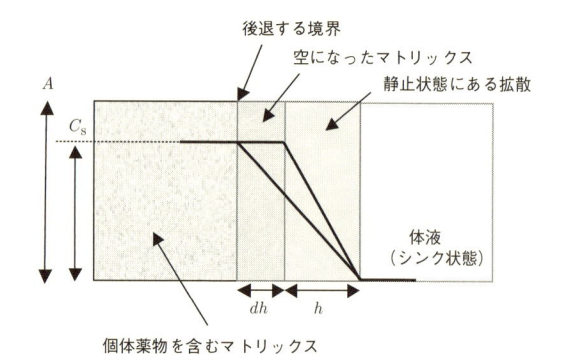

図 2.2 マトリックス型製剤からの薬物の放出．
　　A：マトリックス中薬物の全濃度
　　C_S：マトリックス中の薬務の溶解度
　　dh：微小時間変化 dt に対する境界の移動距離

トは小さくなり，複雑なパターンにしたがって放出する剤形を設計することは困難である．

(1) マトリックスによる放出制御[1]

　薬物が水に不溶性の高分子やワックス内を拡散により放出する場合，その放出量は時間の平方根に比例する．均一なマトリックス型の製剤では，表面部分から薬物が放出し，薬物を含まない空のマトリックスが形成される（図 **2.2**）．空マトリックスと固体の薬物を含むマトリックスとの境界は，経時的に製剤の中心に向かって後退し，境界面からの薬物の拡散距離は次第に長くなる．薬物のマトリックス内拡散距離が経時的に延長することを考慮して Fick の第 1 法則（定常状態拡散理論）を適用すると，次に示すHiguchi の式が誘導される．

$$Q = \sqrt{D_m(2A - C_s)C_s t} \tag{2.1}$$

ここで，Q は単位面積（境界の面積）あたりの累積薬物放出量，D_m はマトリックス内の薬物拡散係数，A はマトリックス中薬物の全濃度（固体部分と溶解部分の総和），C_s はマトリックス中薬物の溶解度である．マトリックス中に固体薬物が分散している場合，$A \gg C_s$ が仮定できるので，式 (2.1) は式 (2.2) のように簡略化される [2-4]．

$$Q = \sqrt{2AD_m C_s t} \tag{2.2}$$

　累積薬物放出量 (Q) は時間 (t) の平方根に比例する（図 **2.3**）．マトリックス内部や表面に多数の細孔が存在する場合には，薬物の放出は細孔拡散

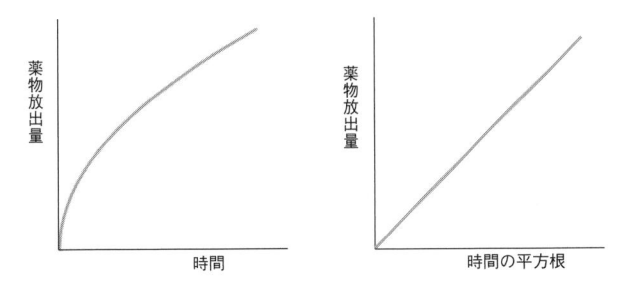

図 **2.3**　マトリックス型製剤における薬物放出量と時間のプロット．

理論により説明される．細孔内への溶媒（経口製剤では消化液）の浸入と，その溶媒への薬物の溶解が起こる．薬物分子は，溶媒で満たされた細孔を経由して放出される．マトリックス内の細孔の容積と距離を考慮すると，Higuchiの式を拡張した次式が導かれる．

$$Q = \sqrt{\frac{D_\mathrm{p}\varepsilon}{\tau}(2A - \varepsilon C_\mathrm{s})C_\mathrm{s} t} \tag{2.3}$$

ここで，D_pは薬物の細孔内拡散係数，εはマトリックスの空隙率，τは細孔の曲路率である．実際の製剤での放出制御には，経時的に膨潤ゲル化する高分子や水溶性高分子が汎用されている．ゲルを形成する高分子からの薬物放出には，ゲル中での薬物拡散に加え，境界面積やゲル強度の経時変化が密接に関与するため放出機構はさらに複雑化する．

(2) 高分子膜による放出制御[1]

薬物リザーバーを水に不溶性の均一な高分子膜で被覆すると，定常状態での薬物放出速度は一定となる（図 **2.4**）．薬物の放出が被膜中の拡散のみに支配されると仮定すると，定常状態での放出速度 (dM/dt) は次式で示される．

$$\frac{dM}{dt} = SD_\mathrm{m}\frac{P(C_\mathrm{D} - C_\mathrm{R})}{h} \tag{2.4}$$

ここで，Sは放出面積，D_mは薬物の膜中拡散係数，Pは膜表面とリザーバー間の薬物の分配係数，C_Dはリザーバー中の薬物濃度，C_Rは放出液中の薬物濃度，hは膜の厚さである．また，リザーバー中に固体薬物が分散し，シンク条件 ($C_\mathrm{D} \gg C_\mathrm{R}$) が仮定される場合，濃度勾配は PC_s/h で与えられ，式 (2.4) は式 (2.5) のように簡略化される．したがって，リザーバー内で薬物が飽和状態にある期間は 0 次放出が維持される（図 **2.5**）．

$$\frac{dM}{dt} = \frac{SD_\mathrm{m}PC_\mathrm{s}}{h} \tag{2.5}$$

リザーバーを覆う高分子膜に細孔が存在する場合（図 **2.6**），放出速度 dM/dt は膜実質部分の拡散と細孔内拡散の両者に支配され，以下の式で表される[5,6]．

$$\frac{dM}{dt} = \frac{S(1-\varepsilon)D_\mathrm{m}P(C_\mathrm{D} - C_\mathrm{R})}{h} + \frac{S\varepsilon D_\mathrm{p}(C_\mathrm{D} - C_\mathrm{R})}{h\tau} \tag{2.6}$$

ここで,ε は膜の空隙率,τ は細孔の曲路率,D_m は薬物の膜実質部分の拡散係数,D_p は薬物の細孔内での拡散係数である.膜実質への薬物の親和性が高く,細孔内に浸入した溶媒への親和性が低ければ,式 (2.6) 右辺第 1 項の寄与が大きくなり,式 (2.5) と同様に膜実質拡散理論に従う放出が起こる.一方,薬物の膜実質部分への親和性が低く,膜内の細孔経路が支配的であれば,放出は式 (2.6) 右辺第 2 項に示した細孔拡散理論に従う.

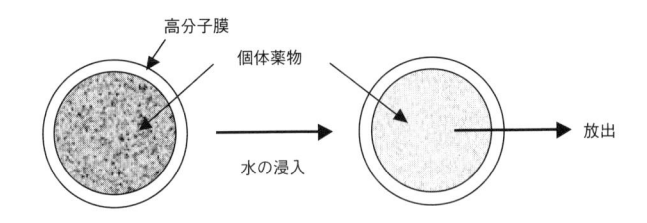

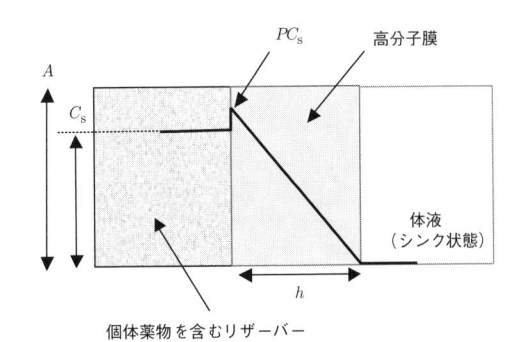

図 2.4 高分子膜による放出制御.
A:リザーバー中の薬物の全濃度
C_s:リザーバー中の薬物の溶解度
h:膜の厚さ
P:膜とリザーバー間の薬物の分配係数

14　第 2 章　量的制御

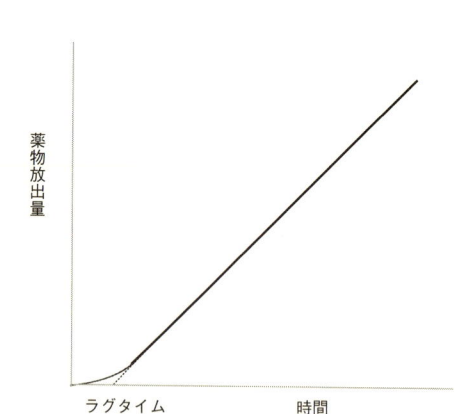

図 **2.5**　膜制御型製剤における薬物放出量と時間のプロット.

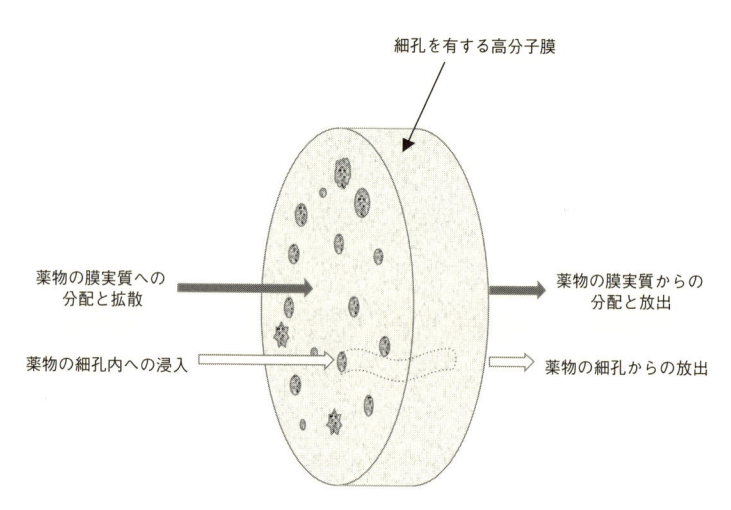

図 **2.6**　細孔を有する高分子膜による放出制御.
　　　　　薬物の放出は細孔の面積と曲路率により制御される.

2.1.2 放出制御型 DDS の実際

(1) 経口徐放システム

実用化されている経口徐放システムの例を図 **2.7** に示す．これらは速放部分と徐放部分を組合せることで目的の放出パターンが得られるように工夫されている．このような技術により，従来 1 日 3 回の服用が必要であっ

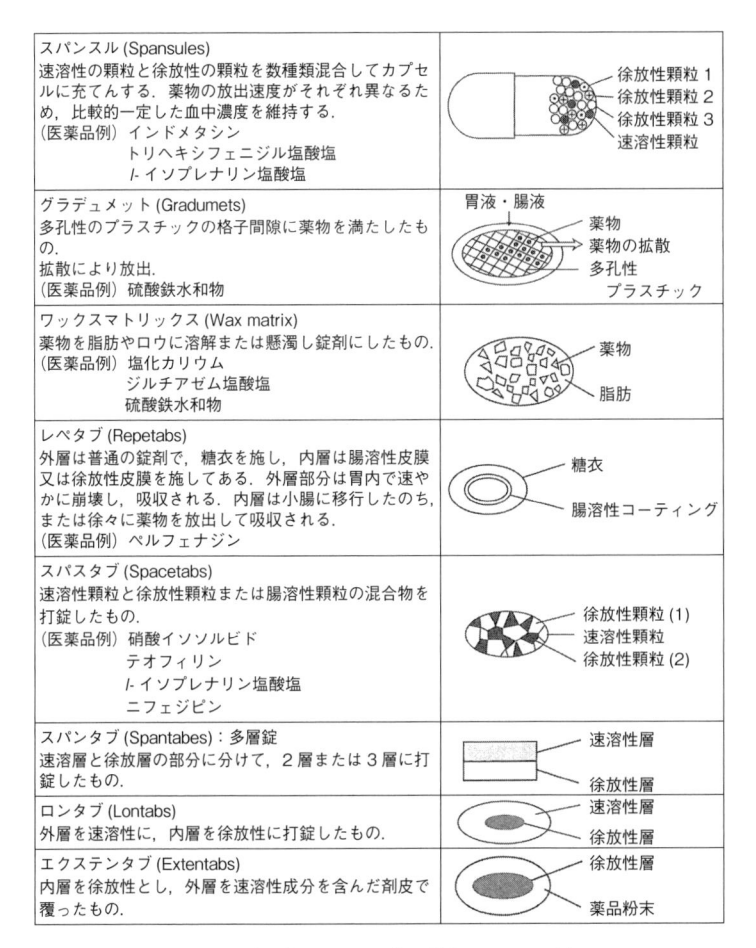

スパンスル (Spansules) 速溶性の顆粒と徐放性の顆粒を数種類混合してカプセルに充てんする．薬物の放出速度がそれぞれ異なるため，比較的一定した血中濃度を維持する． (医薬品例) インドメタシン 　　　　　トリヘキシフェニジル塩酸塩 　　　　　*l*-イソプレナリン塩酸塩	徐放性顆粒 1 徐放性顆粒 2 徐放性顆粒 3 速溶性顆粒
グラデュメット (Gradumets) 多孔性のプラスチックの格子間隙に薬物を満たしたもの． 拡散により放出． (医薬品例) 硫酸鉄水和物	胃液・腸液 薬物 薬物の拡散 多孔性プラスチック
ワックスマトリックス (Wax matrix) 薬物を脂肪やロウに溶解または懸濁し錠剤にしたもの． (医薬品例) 塩化カリウム 　　　　　ジルチアゼム塩酸塩 　　　　　硫酸鉄水和物	薬物 脂肪
レペタブ (Repetabs) 外層は普通の錠剤で，糖衣を施し，内層は腸溶性皮膜又は徐放性皮膜を施してある．外層部分は胃内で速やかに崩壊し，吸収される．内層は小腸に移行したのち，または徐々に薬物を放出して吸収される． (医薬品例) ペルフェナジン	糖衣 腸溶性コーティング
スパスタブ (Spacetabs) 速溶性顆粒と徐放性顆粒または腸溶性顆粒の混合物を打錠したもの． (医薬品例) 硝酸イソソルビド 　　　　　テオフィリン 　　　　　*l*-イソプレナリン塩酸塩 　　　　　ニフェジピン	徐放性顆粒 (1) 速溶性顆粒 徐放性顆粒 (2)
スパンタブ (Spantabes)：多層錠 速溶層と徐放層の部分に分けて，2 層または 3 層に打錠したもの．	速溶性層 徐放性層
ロンタブ (Lontabs) 外層を速溶性に，内層を徐放性に打錠したもの．	速溶性層 徐放性層
エクステンタブ (Extentabs) 内層を徐放性とし，外層を速溶性成分を含んだ剤皮で覆ったもの．	徐放性層 薬品粉末

図 **2.7** 実用化されている経口徐放システムの例．

た医薬品が，1 日 2 回，さらに 1 日 1 回の服用で，同等以上の薬効を期待できるようになった．

図 2.7 に示した経口徐放システム以外にも新しい放出制御型製剤が開発されている．浸透圧ポンプ，経口吸収制御システム，口腔内崩壊錠等，既に多くの製剤が臨床に供されている．

(2) 浸透圧ポンプ

浸透圧ポンプは，浸透圧を利用した薬物徐放製剤である．経口徐放システム Oros® や動物用体内埋め込みシステム Alzet® が知られている．半透膜で作られたリザーバー内に封入された薬物は，浸透圧を駆動力としてリザーバー壁の小孔から一定速度で放出される．浸透圧は，リザーバー内に配合された浸透圧誘発物質が，半透膜を通して浸入した水に溶解することにより発生する．放出速度は，リザーバー内で固体状態の浸透圧誘発物質が消失するまで一定に維持され，pH や消化管の運動による影響を受けない．

わが国では，メチルフェニデート塩酸塩（中枢神経刺激薬）を配合したコンサータ® 錠（18 mg および 27 mg）が臨床使用されている．本剤は主薬を 12 時間にわたって制御放出する経口徐放製剤である（図 **2.8**）．

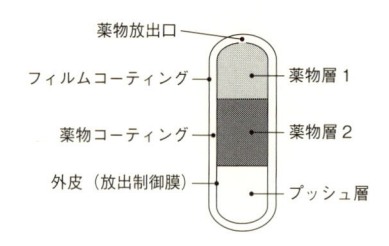

図 2.8　コンサータ® 錠の断面図．
出典：コンサータ® 錠 18mg および 27mg 添付文書，（ヤンセンファーマ，2007）．

(3) 経口吸収制御システム

経口吸収制御システム OCAS® (oral controlled absorption system) はポリエチレンオキシド (PEO) とポリエチレングリコール (PEG) を混合し圧縮して製した徐放性製剤である[8]．PEO は水分を吸収して直ちに強靭なゲルを形成する．ヒプロメロース (HPC) やヒドロキシプロピルメチルセルロース (HPMC) 等をゲル化剤とする徐放性製剤では，表面から徐々にゲル化するため，水分の少ない大腸の環境では薬物放出はほとんど起こら

ない[9]．これに対し OCAS® では，服用後胃から小腸において直ちにゲル化するため，水分の少ない大腸においても薬物の放出が持続する（図 2.9）．OCAS® で形成されるゲルは物理的な強度が強く，消化管の衝撃にも十分に耐えることができる．このため，薬物の吸収は食事の影響を受けにくい．タムスロシン塩酸塩（前立腺肥大に伴う排尿障害の改善）の経口持続吸収型システムとしてタムスロシン OCAS®0.4mg（ハルナール OCAS®0.4mg）が臨床応用されている．また多くの医薬品に対して持続吸収を目的とした OCAS® 技術の応用が試みられている．

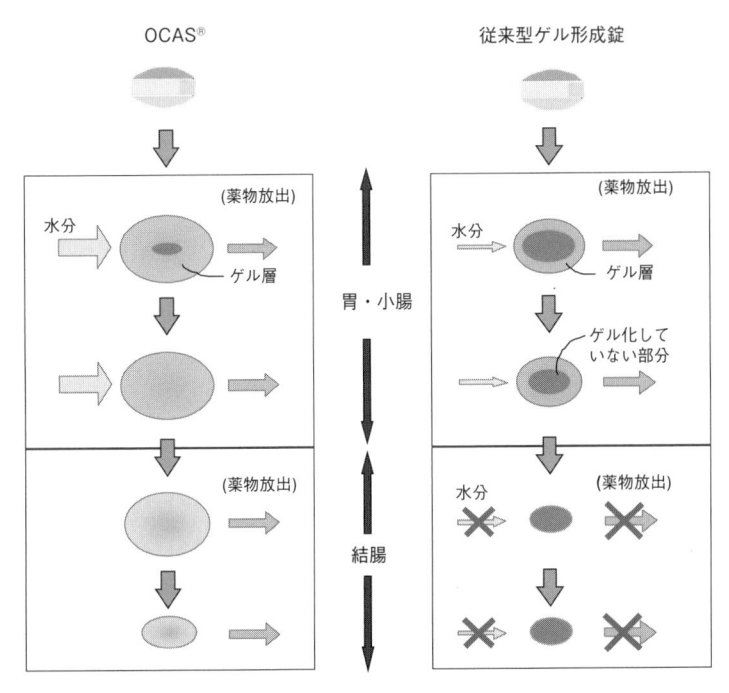

図 2.9 OCAS® と従来型ゲル形成錠の消化管内での薬物放出挙動の比較．

(4) 時限放出システム [10]

治療上必要な時間帯にのみ薬物を放出することで薬効の発現時間を制御する製剤を時限放出システムという．時限放出システムでは，不必要な時

間に血中濃度が上昇することによって引き起こされる薬の副作用を回避できる．また服用時刻と薬効発現の間隔を制御することで，夜間の就寝時などに症状の現れる場合にも適用可能であり，患者の利便性を高めることができる．さらに併用薬との相互作用の回避にも有効なシステムである．これまでに，time-controlled explosion system (TES), sigmoidal release system (SRS), Pulshincap® および Chronoset® などの技術が開発されている．

TES は，白糖球形顆粒を核として，薬物層，低置換度ヒドロキシプロピルセルロース (L-HPC) による膨潤層および不溶性の高分子（エチルセルロース）でコーティングを施した4層型の粒子である[11]．水分が浸入すると L-HPC が膨潤し一定時間後に，外側のエチルセルロース皮膜を破壊する．エチルセルロースの膜厚を調節することにより薬物放出までのラグタイムを制御することができる．消化液の pH や消化管の機械的衝撃にも影響を受けない．

図 **2.10** は SRS の構造と典型的な薬物放出パターンを示したものである[12]．SRS は核となる白糖球形顆粒を薬物と有機酸で被覆し，さらにアクリル酸系高分子 Eudragit RS® でコーティングを施したものである．この顆粒内部に水分が浸入すると有機酸が溶解し，Eudragit RS® のアンモニウムイオンと反応して膜の透過性が高まる．同時に膜内部の白糖と薬物が溶解して浸透圧が発生する．内圧の増大によって膜が膨張し薬物の時限放出が起こる．放出までの時間（ラグタイム）は Eudragit RS® の被覆率

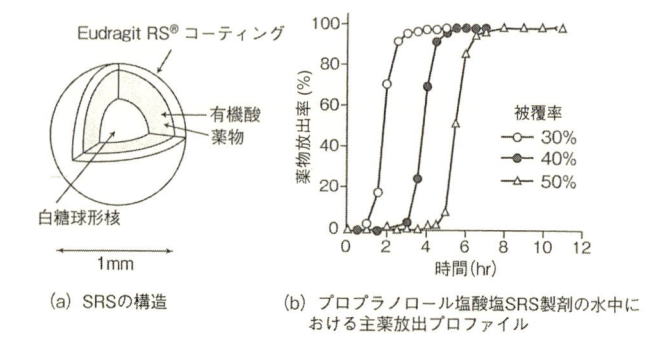

(a) SRSの構造

(b) プロプラノロール塩酸塩SRS製剤の水中における主薬放出プロファイル

図 **2.10** SRS の構造と薬物放出パターン．

により制御される．また有機酸の種類や配合量によってもラグタイムの制御が可能である．

(5) 口腔内崩壊錠

口腔内崩壊錠は，唾液程度の少量の水で直ちに崩壊するように設計された錠剤であり，服用時に水を必要としない．服用における患者の利便性が高まるとともに，水分の摂取量に制限のある患者でも問題なく服用することができる（図 2.11）．口腔内崩壊錠は性質の異なる糖類を配合して製造される．例えば，マンニトールは崩壊性には優れるが成形性は悪い．逆にマルトースは成形性には優れるが崩壊が遅延する．マルトースを非晶質化してマンニトールとともに混合し，圧縮して製した錠剤を加湿すると，非晶質マルトースがマンニトール粒子の間で徐々に結晶化して，錠剤内に架橋構造が形成される．この機構を利用することで，十分な硬度をもちつつ唾液などのわずかな水分で速やかに崩壊する製剤が開発された．マンニトールとマルトースの組合せ以外にも，様々な糖類や賦形剤を利用した製造方法が開発されている．口腔内崩壊錠は，制吐薬，偏頭痛や消化性潰瘍治療薬など，多くの薬物に応用されている．

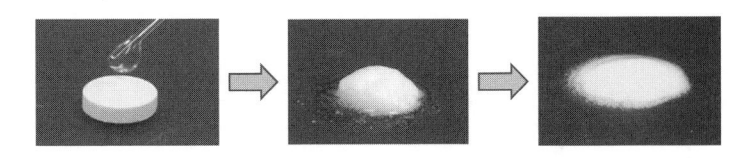

図 2.11　口腔内崩壊錠 WOWTAB-DRY® の崩壊プロセス．
写真提供：アステラス製薬株式会社

(6) 長期徐放注射剤

頻回の注射投与は患者に多大の苦痛を強いることになりアドヒアランスを著しく低下させる．このため，慢性疾患など長期の薬物治療を要する場合には長期にわたって薬物を徐放する注射剤が望ましい．ポリ乳酸グリコール酸共重合体 (PLGA) マイクロスフェアを注射すると，生体内で徐々に分解される[13]．分解物（乳酸，グリコール酸および乳酸グリコール）は生体に無害で抗原性も見られない．直径 $20\mu m$ 程度の PLGA マイクロスフェアに黄体形成ホルモン放出ホルモンアゴニストであるリュープロレリン酢酸塩を内包した注射剤，リュープリン® が開発されている（図 2.12）．1 回

の皮下注射で1～3ヶ月もの長期にわたり薬物を徐放する．黄体形成ホルモン放出ホルモンレセプターのダウンレギュレーションが起こり，エストロゲンあるいはテストステロンの強い分泌抑制が起こる．リュープリン® は前立腺がんや子宮内膜症の治療に応用され優れた臨床成績が得られている．

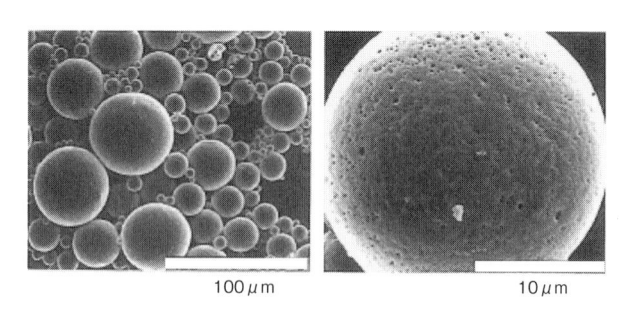

図 2.12 PLGA マイクロスフェアの電子顕微鏡像．
写真提供：武田薬品工業株式会社

(7) 子宮内適用徐放製剤

子宮内に装着し，プロゲステロンを持続的に放出するシステムとしてプロゲスタサート® が使用されている（図 2.13）．これはプロゲステロンと硫酸バリウムを懸濁したシリコンオイルをエチレン酢酸ビニル共重合体で被覆したシステムである．子宮内に装着すると薬物を 400 日以上にわたって徐放し避妊効果が持続する[14]．

(8) その他の粘膜適用製剤

眼粘膜に適用する製剤として，ピロカルピン塩酸塩を長時間徐放するオキュサート® が有名である．患者は頻回の点眼からは開放されるが，眼内に異物感を感じることがあるため，現在，わが国では使われていない．

喘息などの治療を目的とする吸入剤として多くの製剤が使われている．気管・気管支の上皮細胞には絨毛が存在し，薬物粒子を気道粘膜上に適用すると，絨毛運動によって上方に輸送され食道から消化管へと排出される．一方，ヒトの肺胞は表面積が小腸に匹敵するほど大きく，上皮細胞の下には豊富な血管叢がある．タンパク分解酵素の活性も小腸に比べると弱いことから，インスリンに代表されるペプチド・タンパク薬の適用部位として

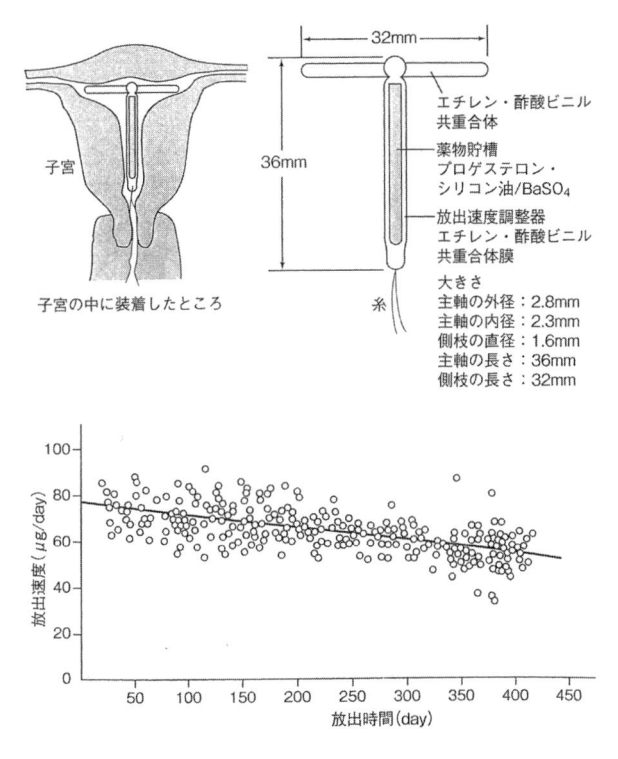

図 2.13 プロゲスタサート® の構造と薬物の持続放出.

注目され,実用化を目指した研究が行われている.

2.2 吸収改善(生体膜透過促進)

薬物の消化管吸収を促進する方法には,吸収促進剤,タンパク分解酵素阻害剤,プロドラッグ化修飾,トランスポーターの機能修飾などがある.また経皮吸収を促進する方法は,大きく化学的吸収促進法と物理的吸収促進法に分けられる.

2.2.1 経粘膜吸収促進法 [15-18]

薬物吸収における小腸の有効面積はきわめて大きく,薬物の多くは剤形

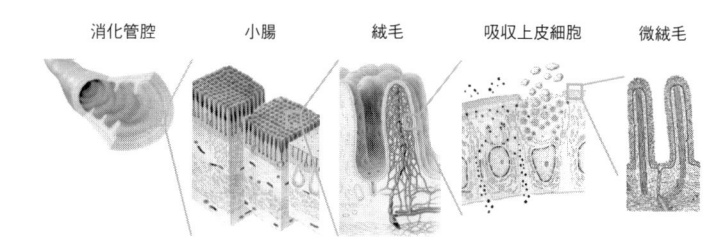

消化管腔　　小腸　　　絨毛　　　吸収上皮細胞　　微絨毛

図 2.14 小腸粘膜の構造.

から放出されると速やかに吸収される．それは小腸の粘膜表面は絨毛で覆われており，さらに絨毛を構成する上皮細胞の表面にはたくさんの微絨毛が存在することによる（図 2.14）．しかし，ペプチドやタンパク質のように分子量が大きく水溶性の薬物では，消化管粘膜からの吸収性が悪く経口投与によって有効血中濃度を得ることは困難である．また，分子量が小さくても水溶性の高い薬物やイオン化している薬物では消化管粘膜からの吸収性が低い．このような薬物の経口投与を可能にするためには，何らかの方法によって消化管吸収を高める必要がある．

消化管粘膜以外の鼻粘膜，口腔粘膜，腟粘膜などを介した薬物吸収においては，適用可能面積が消化管よりも小さく，また消化管と同様に高分子薬物や極性の高い薬物の透過性が低い．したがって，これらの粘膜がこのような薬物の透過経路となる場合には，吸収促進剤の併用が不可欠である．

(1) 吸収促進剤の利用[15, 16]

吸収促進剤は粘膜に直接作用してその構造を変化させ，粘膜バリア機能を低下させることにより，薬物の吸収を促進する化合物である（表 2.1）．例えば，エチレンジアミン四酢酸ナトリウム (EDTA) はそのキレート能により細胞間の接合部位におけるカルシウムイオンを除去し，細胞間隙を広げることによって薬物の透過性を高めることが知られている．また，ある種の脂肪酸類や胆汁酸類は粘膜細胞の脂質二重膜に作用してその流動性を高め，薬物の膜透過を促進する．アンピシリンおよびセフチゾキシムの吸収改善を目的として，中鎖脂肪酸であるカプリン酸ナトリウムを配合した小児用坐剤が実用化されている．一方，本来粘膜組織は外来異物に対する生体防御の役割を果たしており，吸収促進剤や次に述べる酵素阻害剤によって粘膜バリア機能を低下させると，予想しない副作用を引き起こすおそれ

がある．実際，吸収促進剤は粘膜に対して障害性を示すことが多く，臨床応用されているものは少ない．

(2) タンパク分解酵素阻害剤の利用[16, 17]

ペプチドやタンパク薬物の多くは，消化管粘膜内あるいは近傍の酵素により速やかに分解される．このような薬物に対し分解酵素阻害剤を併用すると吸収部位での酵素の活性が阻害され，消化管内での薬物の分解率が減少するために吸収が増大する．アプロチニン，カモスタットメシル酸塩，バシトラシン，大豆トリプシンインヒビターなどの酵素阻害剤の併用による吸収促進効果が認められている．粘膜付着性高分子に酵素阻害剤を直接結合させることにより，酵素阻害剤の作用発現を効果的にかつ最小限にして，ペプチド薬物の吸収率を上昇させた例も報告されている．

(3) トランスポーターの機能修飾[18]

消化管においては，P-糖タンパク (P-gp) や MRP (multidrug resistance-associated protein) などの排出系トランスポーターが上皮細胞の管腔側膜に発現しており，生体異物の侵入を防ぐとともに，その体内からの排泄を積極的に行っている．特に P-gp は，ジゴキシン，シクロスポリン A，抗がん

表 2.1　吸収促進剤の適用例．

吸収部位	吸収促進剤	対象薬物
小腸粘膜	界面活性剤	p-アミノ安息香酸
	脂質・胆汁酸混合ミセル	ストレプトマイシン，ゲンタマイシン
	中鎖グリセリド	セフメタゾール
	エナミン誘導体	インスリン，セフメタゾール
	サリチル酸誘導体	セフォキシチン，カルシトニン
直腸粘膜	界面活性剤	インスリン
	脂質・胆汁酸混合ミセル	ストレプトマイシン，インターフェロン β
	中鎖脂肪酸塩（カプリン酸ナトリウム）	アンピシリン，セフチゾキシム
	エナミン誘導体	インスリン，カルシトニン
	サリチル酸誘導体	インスリン，ガストリン
鼻粘膜	胆汁酸塩	インスリン

薬および多くの脂溶性薬物の吸収を妨げる透過障壁として働くことが確認されている（図 **2.15**）．したがって，このような P-gp や MRP などのトランスポーターへの特異的な阻害剤を用いれば，これらの基質となる薬物の吸収促進を図ることが可能であり，このような考え方から，抗がん薬の吸収を高めた治療例も報告されている．生体防御という観点からは，P-gpや MRP 阻害剤の使用についても，吸収促進剤の使用と同様に十分な安全性の確保が必要であるが，今後，このような手法の重要性が増すものと考えられる．

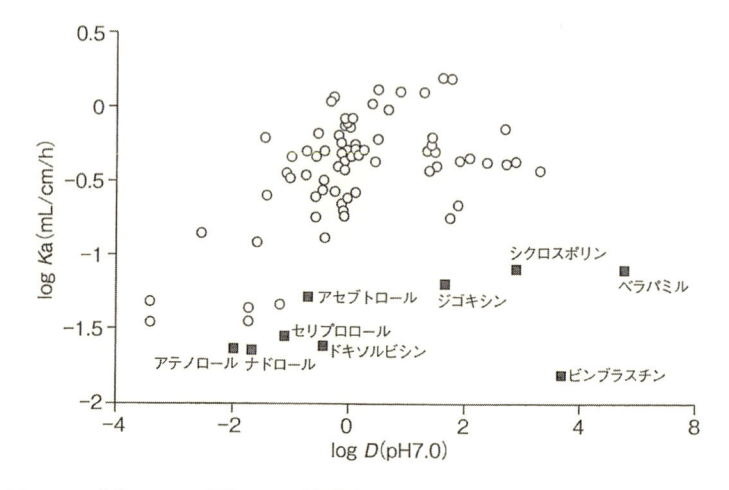

図 **2.15** 薬物のラット小腸からの吸収速度．
吸収速度 (K_a) と n-オクタノール／水 (pH 7.0) 分配係数 D との関係
■はすべて P-糖タンパクの基質
出典：田端泰彦：「DDS 技術の新たな展開とその活用」，（メディカル・ドゥ，2003），p. 221.

2.2.2 経皮吸収促進法 [20]

皮膚を介して吸収される薬物の透過は，最外層を構成する角層の細胞実質を経由するルートと細胞間隙の脂質を経由するルートに分類される．角質細胞は親水性のケラチンで満たされているため，実質部分は主に親水性薬物の透過に寄与するものと思われる．一方，角層細胞間隙にはセラミド類

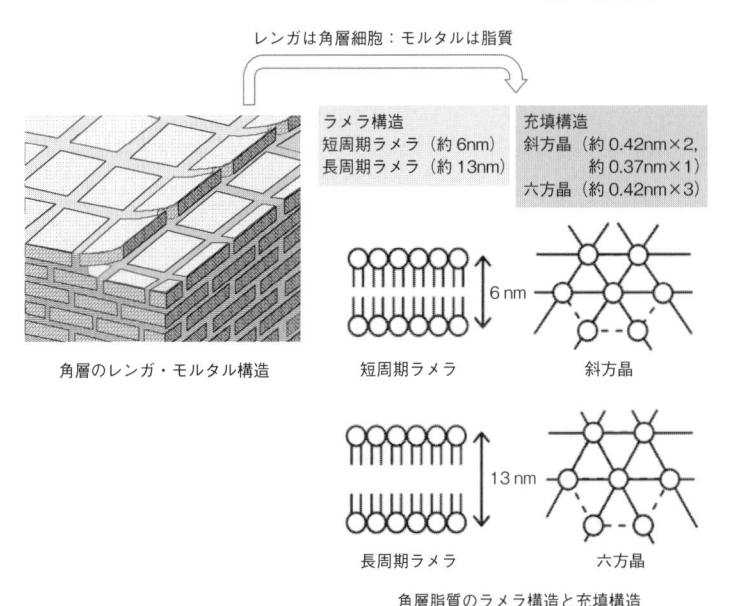

レンガは角層細胞：モルタルは脂質

ラメラ構造
短周期ラメラ（約6nm）
長周期ラメラ（約13nm）

充填構造
斜方晶（約0.42nm×2,
　　　　約0.37nm×1）
六方晶（約0.42nm×3）

角層のレンガ・モルタル構造　　短周期ラメラ　　斜方晶

長周期ラメラ　　六方晶

角層脂質のラメラ構造と充填構造

図 2.16　皮膚角層脂質の構造.
出典：小幡誉子：「次世代経皮吸収型製剤の開発と応用」，杉林堅次（編），（シーエムシー出版，2011），p. 20.

が総脂質量に対して 20～30％含まれており，特異な構造を形成している．疎水性薬物は脂質部分を経由して透過するものと考えられる（図 2.16）．

　経皮吸収においてこれまでに確立されてきた吸収促進法は，大きく化学的方法と物理的方法に分類される．化学的方法には，吸収促進剤の併用やプロドラッグ化などがある．物理的方法としては，電気を利用したイオントフォレシスやエレクトロポレーション，超音波を利用したソノフォレシスが挙げられる．これらの物理的方法は外部からのエネルギーで透過性を改善させようとするものであるため，必要時にのみ薬物を吸収させるシステムを作ることができる．

(1) 化学的吸収促進法[22]

　皮膚の角質層に作用して薬物の経皮吸収性を高める化合物の研究が活発に行われている．これらの化合物は角層の構造を変化させ薬物の拡散性を

増大させるものと,剤形から皮膚への薬物の分配を高めるものとに大別される.経皮吸収促進作用を示す化合物として,オレイン酸などの脂肪酸類やリモネンやメントールなどのモノテルペン類が知られている(図 2.17).また,エタノール,プロピレングリコール,N-メチル-2-ピロリドンなどの溶剤にも経皮吸収促進作用が見られ,実際の経皮吸収型製剤に応用されている.

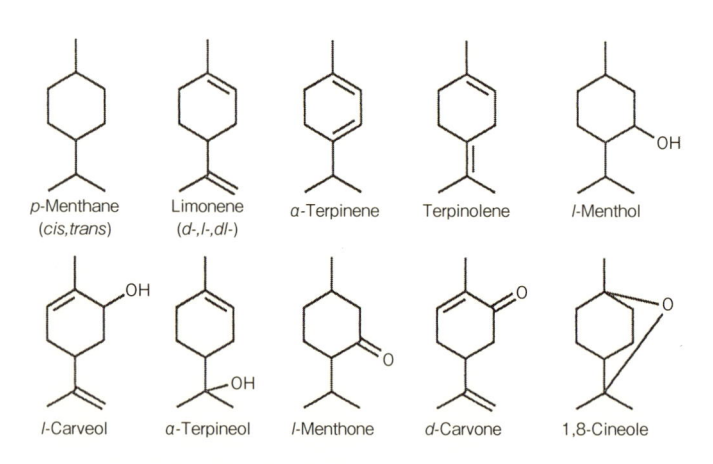

図 2.17 経皮吸収促進作用を示す単環モノテルペン類.

(2) 物理的吸収促進法[23]

皮膚に微弱な電流を流すことによって,イオン性薬物の透過性を高めようとする方法をイオントフォレシスと呼び,既にピロカルピンやリドカインの経皮吸収の改善に応用され,商品化されている.図 2.18 に示すように,薬物が正電荷をもつ場合にはリザーバーを正極に,反対に負電荷をもつ時にはリザーバーを負極にすることによってイオン性薬物を皮膚内に強制的に輸送しようとするものである.このイオントフォレシスの効果は,適用する電場(電流または電圧)の強さ,適用時間,適用面積などに依存する.イオントフォレシスでは,イオン性薬物のみならず,中性薬物の透過も促進される.分子量の大きいペプチド薬物の経皮送達や遺伝子治療にも応用できる可能性がある.近年,電池および半導体集積回路の高性能化,小型化,低価格化が進み,イオントフォレシスを利用した在宅治療も可能に

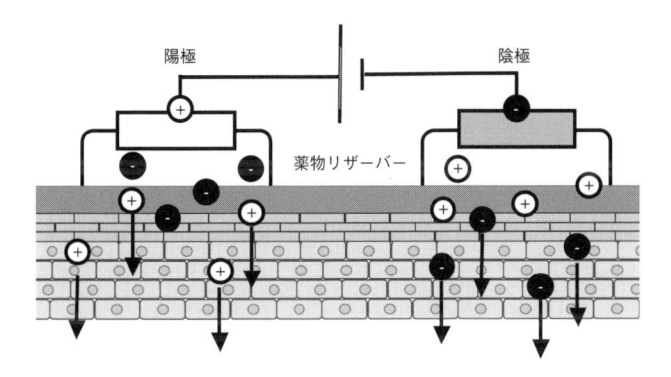

図 2.18 イオントフォレシスによる経皮吸収の改善.

なってきた．実際に，イオントフォレシスによって体内物質を抽出し，糖尿病患者の血糖値をモニターする腕時計型のデバイス (GlucoWatch®) も開発されている．副作用としては，通電時に皮膚の分極が起こり，その結果，吸収促進効率が低下するとともに皮膚の炎症（軽度の火傷）が起こることが懸念されるが，これはパルス型の直流を用いることである程度回避することができる．

ソノフォレシスは皮膚表面に超音波を照射することによって薬物の経皮吸収を促進させようとするものであり，吸収促進作用は効果的で皮膚への障害も比較的少ないといわれている．吸収促進機構としては，超音波照射によって皮膚にキャビテーションと呼ばれる小孔が形成され，薬物の拡散性が増大すると考えられている．分子振動に基づく熱的効果により皮膚の温度が上昇し，これによって薬物拡散性が増大する可能性も考えられる．

エレクトロポレーションは，高電圧パルスを短時間照射することによって膜透過性を一過性に上昇させる方法であり，遺伝子などの高分子を細胞内に導入するために in vitro では広く用いられてきた．エレクトロポレーションではイオントフォレシスに比べてはるかに高い電圧（〜数百ボルト）をマイクロ秒オーダーで適用する．例えば，1 回/分で 60 回パルス照射される．エレクトロポレーションの適用対象はきわめて広く，分子量の小さなイオン性薬物からペプチド，オリゴヌクレオチドなどの高分子薬物，さらにはマイクロスフェアのような粒子まで透過促進可能であることが報告されている．最近，この手法は in vivo で腫瘍などに DNA 導入するため

にも用いられ，良好な結果が得られている．吸収促進機構としては，高電圧パルスの負荷により脂質層に一時的に水孔が形成され，これを介して薬物透過が促進されると考えられている．また，エレクトロポレーションによる皮膚のバリア能の低下は，パルス電圧，継続時間および適用頻度に依存している．

2.3 プロドラッグ

プロドラッグとは，薬理活性をもつ薬物（親薬物）に化学的修飾を加えることで，親薬物がもつ欠点を改善した誘導体のことである．それ自体は薬理活性を示さないか，親薬物に比べて明らかに活性が低い．プロドラッグは，体内で酵素的あるいは非酵素的に分解され親薬物に戻り，優れた治療効果を発揮する．プロドラッグ化の目的は親薬物の性質により様々であるが，多くは吸収の改善，体内動態の改善，副作用の軽減，安定性の改善，水溶性の改善等を目的としている．

2.3.1 プロドラッグの設計 [24]

プロドラッグの設計には多くの置換基が利用される．特にカルボキシル基やヒドロキシル基のエステル化は汎用される手段であり，体内でのエステル加水分解によって親薬物へと変換される．エステル加水分解以外にも，脱炭酸や脱メチル化，酸化還元等の反応を利用するプロドラッグが開発されている．プロドラッグの設計においては，親薬物への変換メカニズムとともに，変換部位を明らかにすることが重要である．特定の臓器や細胞でのみ親薬物へと変換されるプロドラッグを合成すれば，ターゲティングによる有効性の増大と副作用の軽減を同時に達成することができる．

2.3.2 プロドラッグの実例 [25]

(1) 消化管吸収の改善

消化管吸収の改善を目的としたプロドラッグの代表例を図 **2.19** に示す．親薬物の脂溶性が低い場合，消化管粘膜からの透過性が低下する．脂溶性の高い官能基を導入することにより，消化管粘膜からの吸収が改善される．バカンピシリン塩酸塩，タランピシリン塩酸塩，レナンピシリン塩酸塩はアンピシリンの消化管吸収性を改善したプロドラッグであり，エステル加

プロドラッグ	親薬物
ペナム系抗生物質 バカンピシリン塩酸塩（ペングッド®）	アンピシリン
タランピシリン塩酸塩（アセオシリン®）	
レナンピシリン塩酸塩（バラシリン®）	
カリンダシリンナトリウム カルフェシリンナトリウム 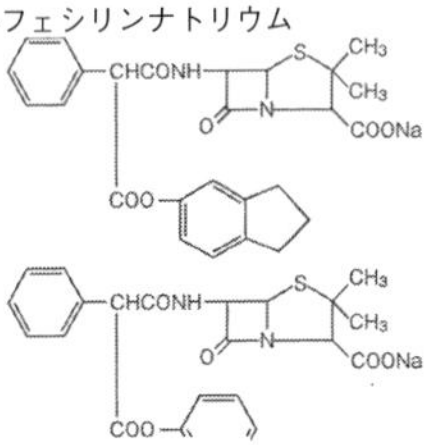	カルベニシリンナトリウム 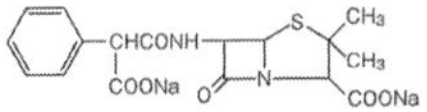
セフポドキシム プロキセチル（バナン®） 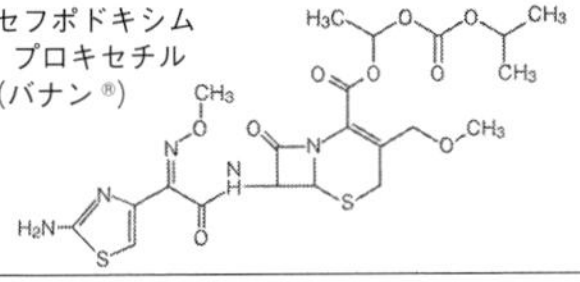	セフポドキシム 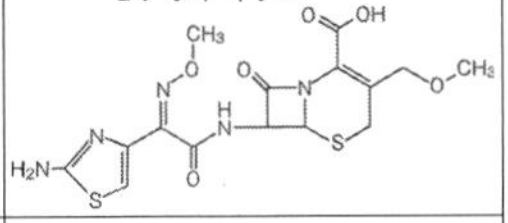
セフカペン ピボキシル塩酸塩（フロモックス®） 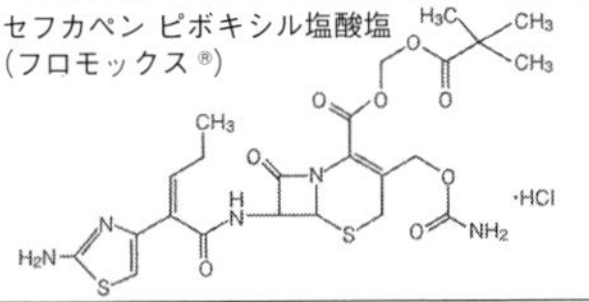	セフカペン 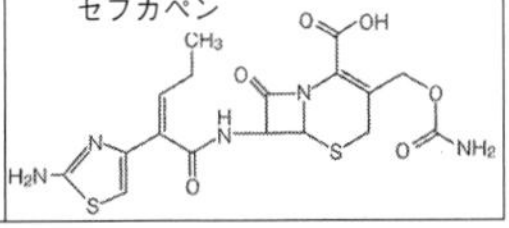

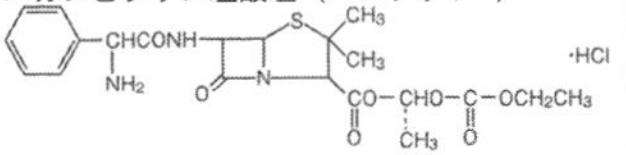

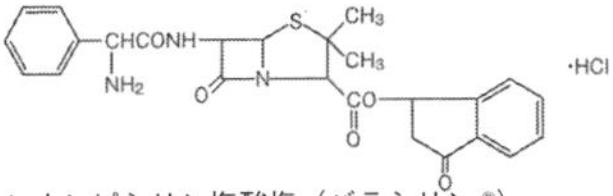

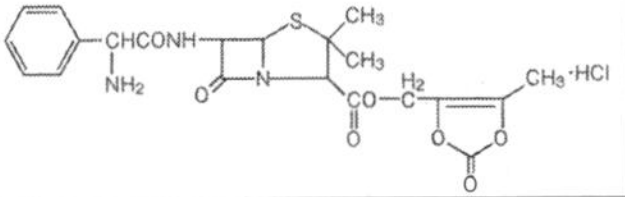

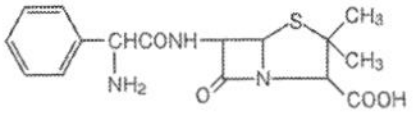

図 2.19　消化管粘膜からの吸収性の改善を目的としたプロドラッグの例．

水分解により親薬物へと変換される．同様にカリンダシンナトリウムとカルフェシリンナトリウムはカルベニシリンナトリウムの消化管吸収性を改善したプロドラッグである．アンジオテンシンⅡ受容体拮抗薬カンデサルタンは，シレキセチルエステルとすることにより消化管吸収性が改善され

プロドラッグ	親薬物
カンデサルタン シレキセチル（ブロプレス®） アンジオテンシンII受容体拮抗薬 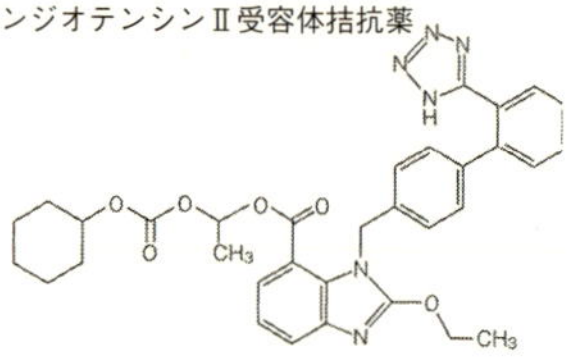	カンデサルタン 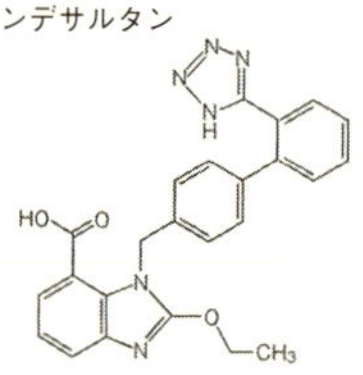
エナラプリルマレイン酸塩（エナラプリルM） ACE 阻害薬 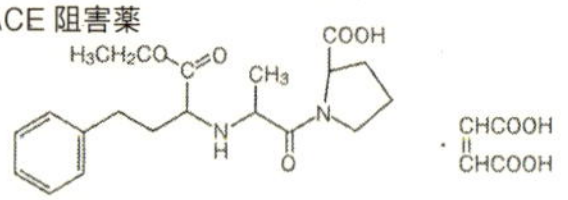	エナラプリラト 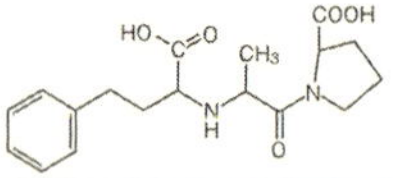
デラプリル塩酸塩（アデカット®） ACE 阻害薬 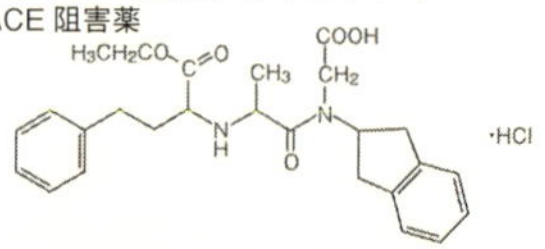	活性代謝物 M-I 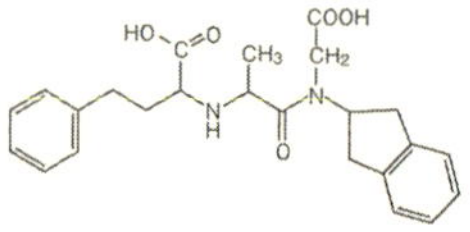
キナプリル塩酸塩（コナン®） ACE 阻害薬 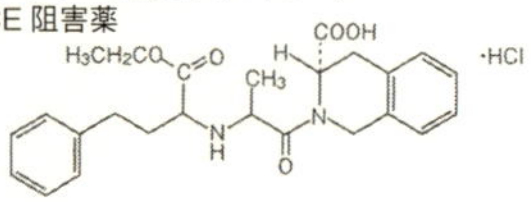	キナプリラート 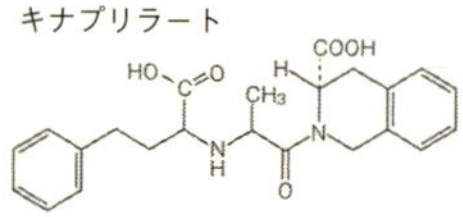
テモカプリル塩酸塩（エースコール®） ACE 阻害薬 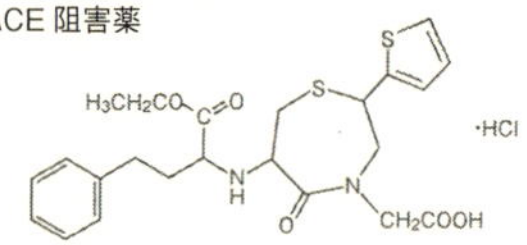	テモカプリラート 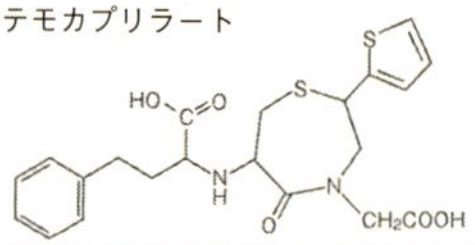
フルスルチアミン（アリナミン®F） ビタミンB_1 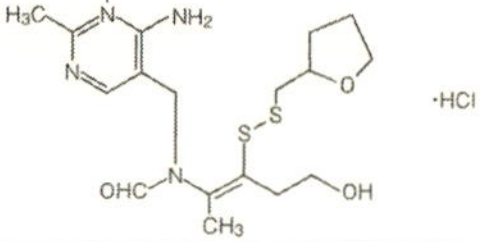	チアミン 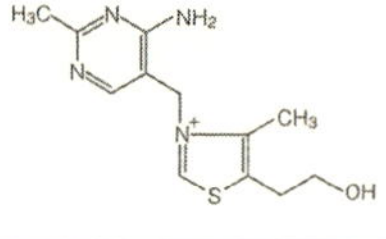

図 2.19 消化管粘膜からの吸収性の改善を目的としたプロドラッグの例．（続き）

る．カルボキシエステラーゼにより親薬物へと代謝され活性を現す．ACE阻害作用を示すエナラプリラトのモノエチルエステル体は，消化管吸収性を改善したプロドラッグ，エナラプリルマレイン酸塩である．同様の目的

で開発されたプロドラッグとして,デラプリル塩酸塩,キナプリル塩酸塩,テモカプリル塩酸塩が使われている.

(2) 脳内への移行性の改善

レボドパはドパミンの脳内への移行性を改善したプロドラッグである(図 **2.20**).パーキンソン病の治療薬であるドパミンは,血液脳関門を通過できないため,このまま投与しても薬効を示さない.レボドパは血液脳関門を通過し,脳内の脱炭酸酵素によってドパミンへと変換され薬効を現す.末梢血管内には脱炭酸酵素が多く存在するため,レボドパは脳内に移行する前に多くが代謝されてしまう.末梢血管内の脱炭酸酵素を阻害するカルビドパを併用することで,レボドパの脳内への移行性をさらに高めることができる.臨床ではレボドパとカルビドパの配合剤が利用されている.

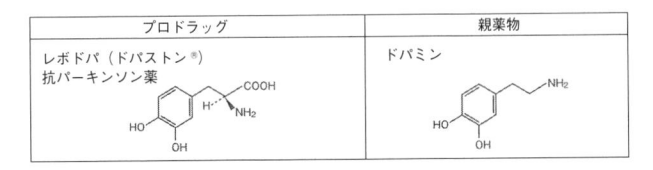

プロドラッグ	親薬物
レボドパ(ドパストン®) 抗パーキンソン薬	ドパミン

図 **2.20** 脳内への移行性の改善を目的としたプロドラッグの例.

(3) 持続性の付与

親薬物への変換速度を制御することにより薬効が持続するプロドラッグが開発されている.代表例を図 **2.21** に示す.例えば,エノシタビンは白血病治療薬シタラビンのアミノ基にベヘノイル基を導入し,シチジンデアミナーゼによるシタラビンの脱アミノ化を抑制することで持続性を発揮する.一方,プロドラッグの適用部位からの放出を抑制することで持続性を示すものもある.例えば,疎水性のデカン酸を導入したハロペリドールデカン酸エステルを筋肉内に注射すると,プロドラッグが適用部位に滞留し徐々に血中に放出されて親薬物へと変換されるため持続的な薬効を示す.その他,抗がん薬フルオロウラシルのプロドラッグであるテガフールやカルモフールも血液中,組織中に滞留して持続的な薬効を現す.

プロドラッグ	親薬物
エノシタビン (サンラビン®) 抗白血病薬 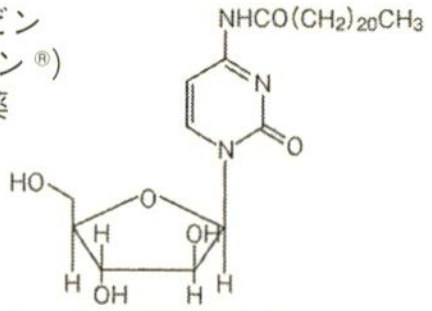	シタラビン 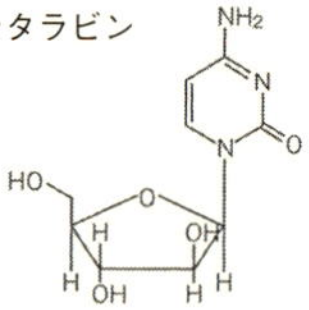
ハロペリドールデカン酸エステル (ネオペリドール®) 抗精神病薬 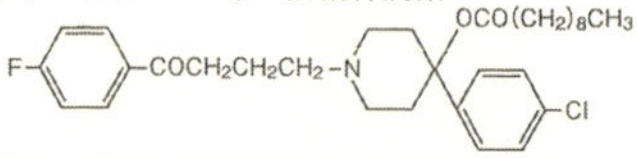	ハロペリドール 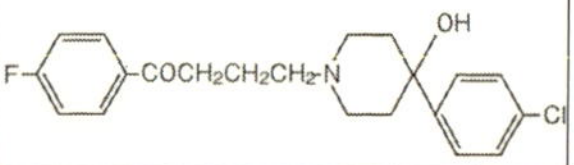
テストステロンエナント酸エステル (エナルモンデポー®)	テストステロン
テストステロン プロピオン酸エステル (エナルモン®注)	
メチルテストステロン (エナルモン®錠)	

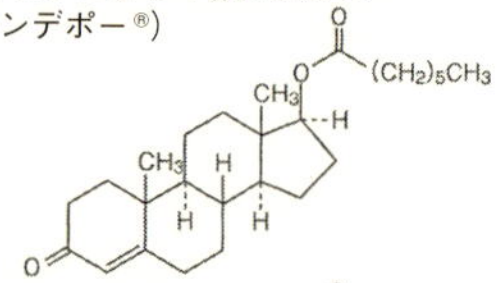

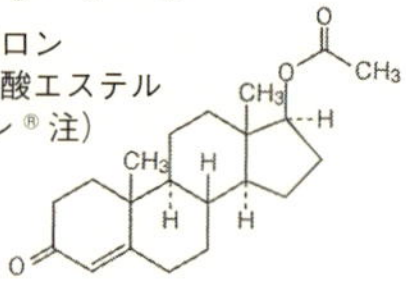

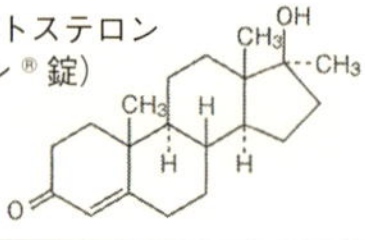

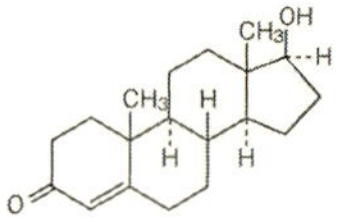

図 2.21 薬効の持続化を目的としたプロドラッグの例.

プロドラッグ	親薬物
テガフール（フトラフール®） 抗悪性腫瘍薬	フルオロウラシル（5-FU）
カルモフール（ミフロール®）	
アラセプリル（アプロコール®） ACE 阻害薬 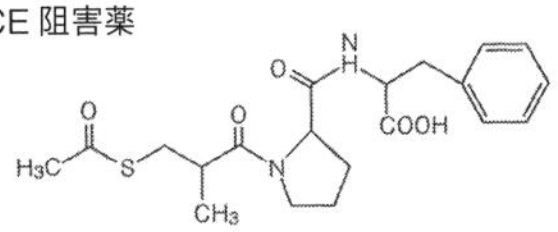	カプトプリル 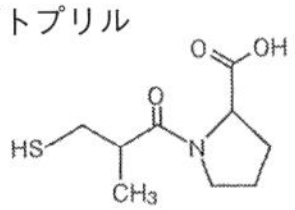
スルタミシリントシル酸塩 （ユナシン®） 抗生物質 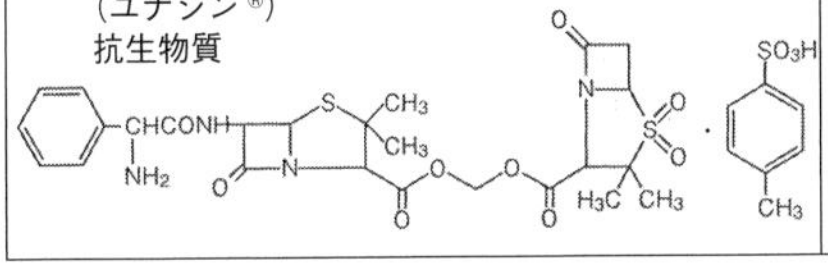	アンピシリン 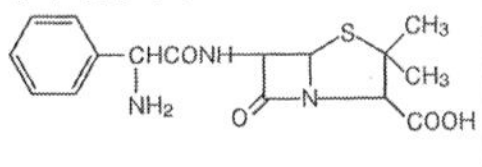

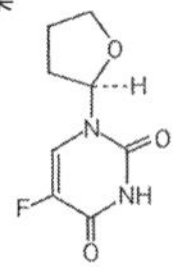

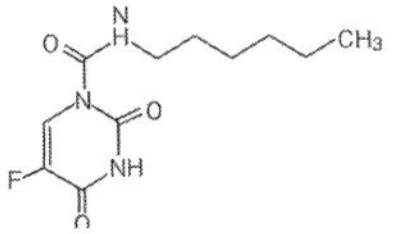

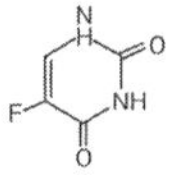

図 2.21　薬効の持続化を目的としたプロドラッグの例．（続き）

プロドラッグ	親薬物
アシクロビル（ゾビラックス®） 抗ウイルス薬 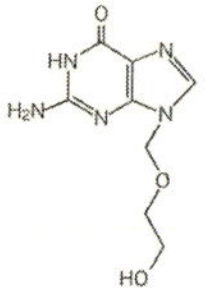	アシクロビル三リン酸 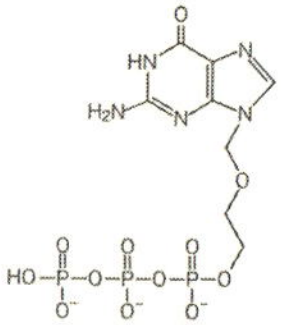
ドキシフルリジン （フルツロン®） 抗悪性腫瘍薬 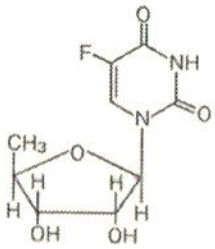	フルオロウラシル (5-FU) 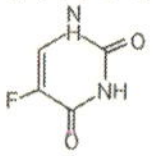
カペシタビン（ゼローダ®） 抗悪性腫瘍薬 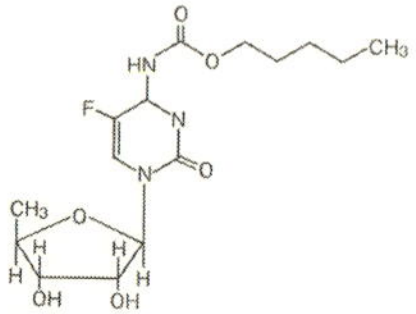	フルオロウラシル (5-FU) 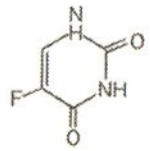
サラゾスルファピリジン（サラゾピリン®） 潰瘍性大腸炎治療薬 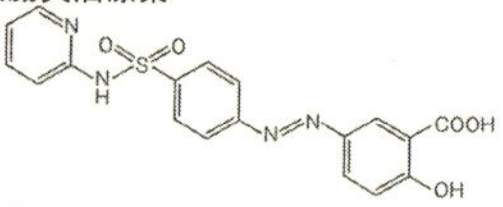	5-アミノサリチル酸 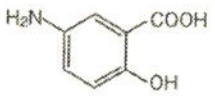

図 2.22 ターゲティングを目的としたプロドラッグの例．

(4) ターゲティング

病変部位において親薬物へと変換され活性を現すプロドラッグであり，ターゲティングの目的で合成されたものである（図 2.22）．アシクロビルはウイルス感染細胞内で活性型のアシクロビル三リン酸に変換され抗ウイルス作用を現す．正常細胞ではほとんど親薬物への変換は起こらないため，副作用の大幅な軽減が可能になった．ドキシフルリジンはフルオロウラシルのプロドラッグであり，腫瘍組織内のピリミジンヌクレオチドホスホリラーゼにより親薬物に変換される．これにより腫瘍組織へのターゲティングが達成された．

プロドラッグ	親薬物
インドメタシン ファルネシル（インフリー®） 鎮痛・抗炎症薬 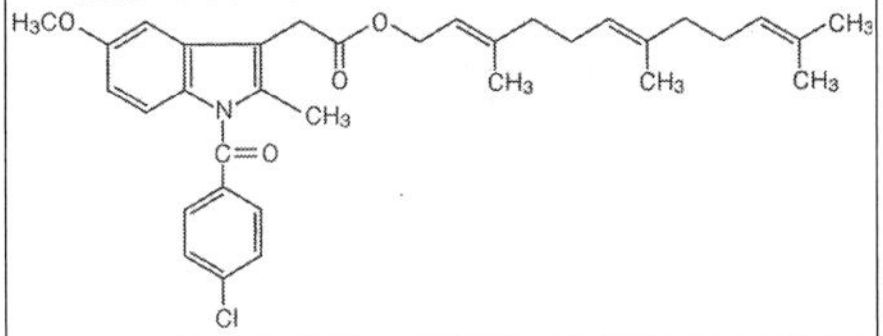	インドメタシン 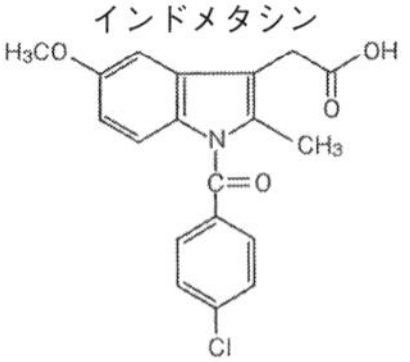
アセメタシン（ランツジール®） 鎮痛・抗炎症薬 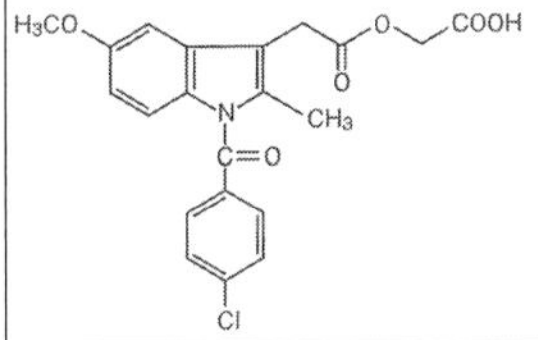	
プログルメタシンマレイン酸塩（ミリダシン®） 鎮痛・抗炎症薬 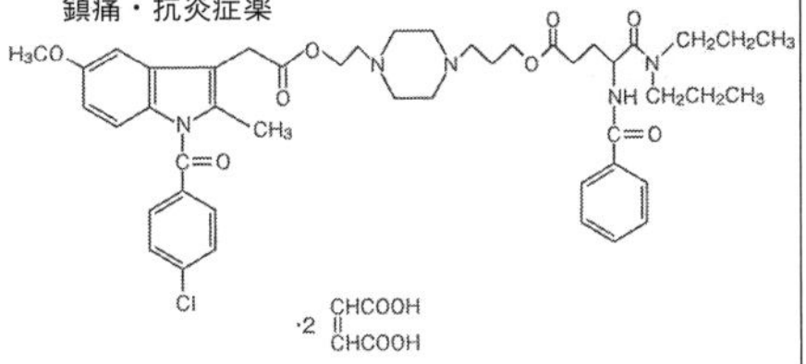	
ナブメトン（レリフェン®） 鎮痛・抗炎症薬 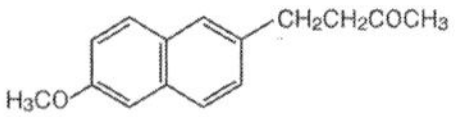	6-メトキシ-2-ナフチル酢酸 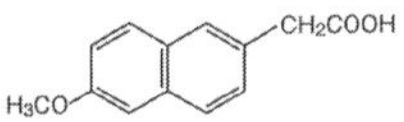

図 2.23　消化管粘膜障害の改善を目的としたプロドラッグの例．

(5) 消化管粘膜障害の改善

　消化管粘膜障害の改善を目的としたプロドラッグの代表例を図 2.23 に示す．NSAIDs は消化管に対して重篤な副作用を引き起こすことがあり，長期間の服用が困難なことがある．インドメタシンの消化管粘膜への副作用を軽減する目的で，インドメタシンファルネシルやアセメタシンが臨床使用されている．ロキソプロフェンナトリウムは，体内でケトン基が還元

プロドラッグ	親薬物
アンピロキシカム（フルカム®） 鎮痛・抗炎症薬 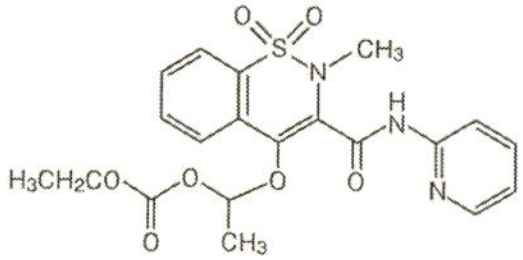	ピロキシカム 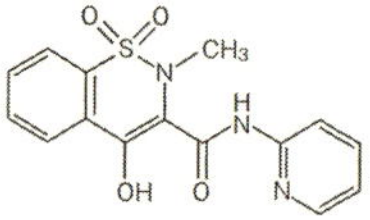
ロキソプロフェンナトリウム（ロキソニン®） 鎮痛・抗炎症薬 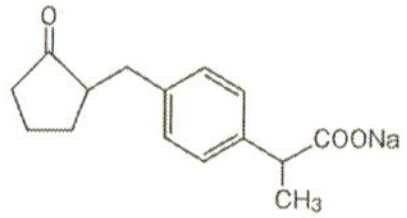	trans-OH 体（SRS 配位） 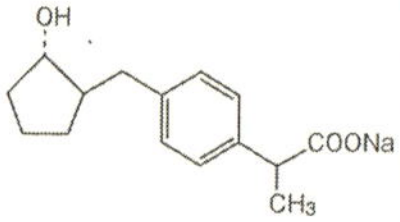

図 **2.23**　消化管粘膜障害の改善を目的としたプロドラッグの例．（続き）

され trans-OH 体に変換されて活性を現す．消化管障害を改善したプロドラッグであり，臨床で最も多く使われている NSAIDs である．

引用・参考文献

1) 高山幸三：「マーチン物理薬剤学第 4 版」，第 5 章 拡散と溶解，砂田久一，寺田勝英，山本恵司（編），（廣川書店，1999），p. 267.
2) T. Higuchi: *J. Pharm. Sci.*, **52**, 1145 (1963).
3) J. B. Schwartz, A.P. Shimonelli and W.I. Higuchi: *J. Pharm. Sci.*, **57**, 274 (1968).
4) F. Yanagawa, Y. Ishii, Y. Onuki, M. Morishita and K. Takayama: *Coll. Surf. B: Bioint.*, **63**, 146 (2008).
5) A.G. Ozturk, S.S. Ozturk, B.O. Palsson, T.A. Wheatley and J.B. Dressman: *J. Control. Rel.*, **14**, 203 (1990).
6) F. Yanagawa, Y. Onuki, M. Morishita and K. Takayama: *J. Control. Rel.*, **110**, 395 (2006).
7) コンサータ® 錠 18mg および 27mg 添付文書，(ヤンセンファーマ，2007).
8) K. Sako, Y. Mizumoto, A. Kajiyama and T. Ohmura: *Int. J. Pharm.*, **137**, 225 (1996).
9) Y. Miyazaki, S. Yakou, T. Nagai and K. Takayama: *J. Control. Rel.*, **91**, 315 (2003).
10) 牧野公子：ファルマシア，**37**, 382 (2001).
11) S. Ueda, R. Ibuki, A. Kawamura, S. Murata, T. Takahashi, S. Kimura

and T. Hata: *Chem. Pharm. Bull.*, **42**, 359 (1994).
12) S. Narisawa, M. Nagata, C. Danyoshi and H. Yoshino: *Pharm. Res.*, **11**, 111 (1994).
13) H. Okada and H. Toguchi: *Crit. Rev. Ther. Carrier Syst.*, **12**, 1 (1995).
14) J. Martinez-Manautou: *J. Steroid Biochem.*, **6**, 889 (1975).
15) 大河原賢一:日薬理誌,**133**, 266 (2009).
16) M. Morishita, T. Goto, K. Nakamura, A.M. Lowman, K. Takayama and N.A. Peppas: *J. Pharm. Sci.*, **95**, 462 (2006).
17) M. Morishita: *Pharma Vision News*, **5**, 15 (2005).
18) M. Morishita: *Drug Deliv. Sys.*, **20**, 424 (2005).
19) 田端泰彦:「DDS技術の新たな展開とその活用」,(メディカル・ドゥ,2003),p. 221.
20) 髙山幸三:医学のあゆみ,**178**, 886 (1996).
21) 小幡誉子:「次世代経皮吸収型製剤の開発と応用」,杉林堅次(編),(シーエムシー出版,2011),p. 20.
22) 小出倫正:「次世代経皮吸収型製剤の開発と応用」,杉林堅次(編),(シーエムシー出版,2011),p. 94.
23) 引間友広,東條角治:「次世代経皮吸収型製剤の開発と応用」,杉林堅次(編),(シーエムシー出版,2011),p. 73.
24) 佐塚泰之:「基礎から学ぶ製剤化のサイエンス」,第16章 医薬品の修飾,山本恵司(監),髙山幸三,寺田勝英,宮島勝春(編),(エルゼビア・ジャパン,2008),p. 311.
25) 髙田二郎:「製剤化のサイエンス改訂4版」,第3部 DDS 第4章 プロドラッグ,寺田勝英,髙山幸三(編),(ネオメディカル,2011),p. 376.

第3章

部位的制御
（ターゲティング）

3.1 ターゲティング（標的指向化）とは

ターゲティングは，DDSのなかではその概念が最もわかりやすい．ただし，3.1.2節に述べる分類に関しては，理解されていない部分が多いので注意が必要である．

3.1.1 ターゲティングの定義

薬物ターゲティングとは「薬物治療が必要な部位（治療部位）に選択的に薬物を送達させ，薬理効果を発揮させること」と定義される．ここで注意が必要なことは，「送達させる」と「薬理効果を発揮させる」の二つの機能が含まれていて，単に運ぶのみではないことが重要である．また，3.1.2節の(3)で投与方法の説明をするまでは，血液中に投与して標的に運搬するシステムのみを想定して説明を行うことをご承知いただきたい．図 **3.1** に示すように薬物ターゲティングの目的は，薬物治療が必要な部位での薬物濃度を上げて薬効を増強する一方，他の正常部位への送達量を少なくすることで副作用を軽減することである．図 3.1 のターゲティングはその100%が治療部位に送達されるようなイラストになっているが，このような完璧な選択性を示す必要は必ずしもなく，元の薬物よりも高い何らかの選択性があって，より良き薬物治療となれば良いのである．

さて，定義で二つの機能があることを除いては，多くの読者が予備知識なしに「ターゲティング」と聞いて思い浮かべることと一致したことと思う．薬物ターゲティングは，単純で明解なことがらであるが，その実現となると複雑な事柄が絡んでくる．本章を通して，ターゲティングの「定義・

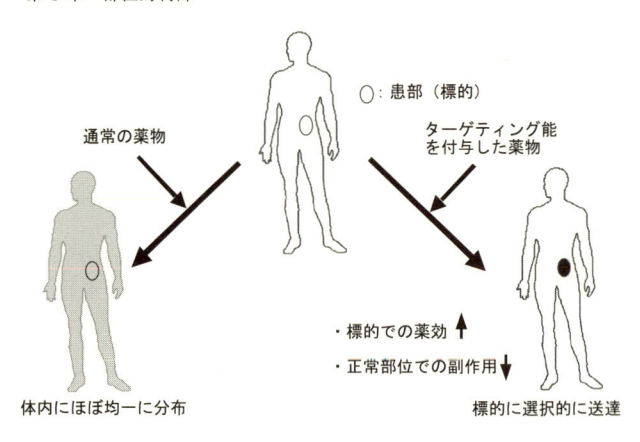

図 3.1　薬物ターゲティングの概念.

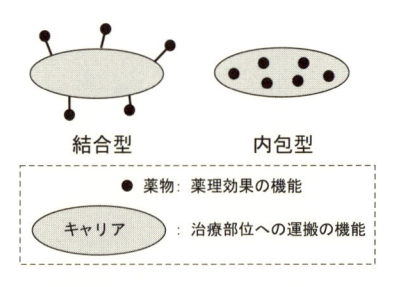

図 3.2　ターゲティングシステムの構成.

概念は単純」であるが，その「実現はかなり複雑」であることをご理解いただければ幸いである．

ターゲティングの実現のためには，図 3.2 に示すように，治療部位への送達を担うキャリアを用い，このキャリアに薬物を結合，あるいは内包させる．このキャリア薬物結合体，内包体を本章では「キャリアシステム」と呼ぶ．また，薬物治療が求められ，ターゲティングする部位を「標的」と呼ぶことにする．

3.1.2　ターゲティングの分類

本節では，三つの側面でターゲティングを分類する．

(1) レベル

ターゲティングの標的にいくつかのレベルがあることは意外と意識されない．表 3.1 に示すように，生体内の組織・臓器と標的とするレベル，細胞を標的とするレベル，さらには細胞内小器官を標的とするレベルがターゲティングには存在する．組織・臓器はそれを構成する細胞（通常複数の種類），血管，細胞間マトリックスからなる．細胞内小器官とは，核，ミトコンドリア，リボソームなどであるが，ターゲティングでは単に細胞質（これは小器官とはいわない）も送達させる対象部位になり得る．

表 3.1 ターゲティングのレベル．

A. 組織・臓器レベル	肝臓，肺，がん組織，皮膚組織等
B. 細胞レベル	がん細胞，肝実質細胞，血管内皮細胞等
C. 細胞内小器官レベル	核，ミトコンドリア，細胞質等

ここで抗がん剤による固形がん治療の場合を例に挙げて，これらのレベルに説明を加える．抗がん剤の大部分は，細胞を殺傷することによって薬効を発現するので，その標的はがん細胞である．それでは，A のレベルのがん組織へのターゲティングとはどのようなことであろうか．これには二つの場合がある．その第一は，キャリアシステムから抗がん剤が徐放される場合で，がん組織でキャリアシステムから放出された抗がん剤の一部が，血液に戻ったり，がん細胞にたどり着かなかったにしても，放出された抗がん剤による薬理活性が十分に得られる場合である．後述する EPR 効果によるがん組織ターゲティングがこれに相当する．がん組織ターゲティングが有意義な第二の場合は，がん組織血管の細胞へのターゲティングである．がん組織，正常組織を問わず，その生存は血液による栄養と酸素の供給に依存している．よって，その供給元である血管を破壊されると，それに依存する組織は死滅する．ここで，血管を構成する細胞は，がん組織中でも正常細胞ではないか，という疑問は正しい．全ての血管の内側は血管内皮細胞という 1 種類の正常細胞によって作られている．しかし，この血管内皮細胞もその存在位置によって（例えば，腎臓の毛細血管，心臓の細静脈など），細胞上に発現しているマーカーの種類・数が異なっているものがある．がん組織中の血管も他と区別できるマーカーが発現している場合があり，これを目標にターゲティングするのである．

さて、Cの細胞内小器官が標的になる場合とは何であろうか．抗がん剤の場合には，Bのがん細胞が最小のレベルであり，Cということはない．（抗がん剤は，核やミトコンドリアなどの特定の小器官で作用する．しかし，抗がん剤はがん細胞に到達さえすれば，細胞内はほぼ自由に移動できて殺傷作用を示すので，細胞内での標的が問題になることはない．）細胞内小器官への選択性送達が問題となるのは，遺伝子や核酸医薬を用いる場合である．遺伝子を発現させる場合には，遺伝子を核内に送達する必要がある．また，細胞質で機能する核酸の場合でも，核酸が細胞内に入る経路であるエンドソーム等のベシクルから細胞質への移行が必要となる．つまり，Cの細胞内小器官ターゲティングは，核酸などの高分子が医薬として対象になって初めて必要性が生じた事柄であると言える．

(2) 方法論[1]

ターゲティングを実現する方法論には**表3.2**に示す，アクティブターゲティングとパッシブターゲティングの2種類がある．アクティブターゲティング (active targeting) は標的との明確な特異的相互作用を利用してターゲティングを行うものである．キャリアとしては抗体が代表例である．抗体分子は，特定の抗原のみに高い選択性と結合力をもって結合する．例えば，がん細胞に特異的に発現している抗原に対する特異抗体をキャリアに用いたターゲティングである．がん細胞と正常細胞が混在した状況で，特異抗体と抗がん剤の結合体ががん細胞にのみ選択的に結合し（多くの場合は結合の後，細胞内に取り込まれることによって），がん細胞のみに殺細胞活性を示す．抗体の他にも，キャリアとして使われるタンパク質はあるが（例えばトランスフェリンをキャリアにして，トランスフェリンレセプターを多く発現する細胞にターゲティング），任意の抗原に対する抗体を工学的に作成できる利点から，抗体を用いた例が圧倒的に多い．

磁性体をキャリアとして体内に投与し，磁石を標的の近くに置くことで行うターゲティングも，標的での相互作用（磁力）を利用しているので，ここではアクティブターゲティングの分類に入れる．（磁力は，標的の組織や細胞が本来的に有していない相互作用なので，アクティブターゲティングに入れない考え方もある．）

もう一つの方法論のパッシブターゲティング (passive targeting) を定義すると，「物理的，化学的な性質と生体側の解剖学的，生理学的特性とのバランスで受動的に規定される現象を利用したターゲティング」となる[1]．

表 3.2 ターゲティング方法論の分類.

方法論	利用する性質	制御する対象	キャリアの例
アクティブターゲティング	・生体の特異的な相互作用 ・外部からの物理的信号	・標的部位での相互作用	・抗体 ・磁気含有微粒子
パッシブターゲティング	・キャリアの物理的,化学的性質	・主に非標的部位（特に細網内皮系）での相互作用	・合成高分子 ・リポソーム ・微粒子

標的との特異的な相互作用は利用しない．アクティブターゲティングに比べると，直感的に理解することは難しいかもしれないので，水溶性合成高分子をキャリアとして血中に投与する場合を例として説明する．この場合，合成高分子の分子量，親水性／疎水性，荷電状態といった物理的，化学的要素によって，このキャリアシステムの体内動態と分布を制御するのである．例えば，高分子の分子量が数千程度であると腎臓から速やかに体外に排出され，分子量が数十万の高分子（腎臓から排出されない）とは，体内での分布と動き（動態）が大きく異なることが理解されよう．また，高分子が正荷電を有するときには，肝臓に非常に集積しやすくなる．このようにキャリアの物理的,化学的な性質をうまく制御して，特定の標的に選択的に送達するのがパッシブターゲティングである．このように書くと，「パッシブターゲティングでうまく制御できる場合は稀なことではないのか？」と思う向きがあると推察される．しかし，以下に説明するように，現代ではパッシブターゲティングは非常に一般的な（つまり多くの場合に適用され得る）ターゲティング方法論であると考えられている．

その理由の第一は，3.1.3 節の (4) で後述する EPR 効果である．非常に単純化すると，EPR 効果は単に高分子であるという事実のみで，がん組織にパッシブターゲティングできる汎用性を有する．

理由の第二は，生体の組織学的成り立ちに基づく．血液中に投与し，組織・臓器内の細胞にターゲティングする場合，血管を透過する過程がターゲティングの第一段階になる．キャリアが抗体などのアクティブなものであっても，この第一の透過過程はパッシブな過程である．つまり，どの程度の大きさの透過経路が，どの程度の密度をもって血管で開いているかと

いう生体側の要素と，抗体分子の大きさなどのキャリア側の要素によって決まるパッシブな透過挙動である．また一方，投与したキャリアが肝臓に取り込まれる過程はパッシブなものである．アクティブターゲティングを成功させるには，肝臓での取り込み（これはがんへの送達にはマイナスな事柄）を減少させるために，パッシブな側面を制御することが必要となる．

アクティブとパッシブターゲティングの関係は，従来は図 **3.3**(a) に示すように考えられてきた．これに対して筆者らは図 3.3(b) に示す関係であると認識する方が良いと考えている[1]．上述したように，パッシブターゲティングがより広義な方法論であるからである．

この両者の関係の相違を例を挙げて比較したい．リポソームと抗体をキャリアとする場合である．図 3.3(a) ではリポソームによるターゲティングがパッシブであり，特異抗体によるターゲティングがアクティブである．その重なり部分に存在するのは，リポソーム上に特異抗体を結合させたものである．一方，図 3.3(b) では，抗体のシステムと，リポソーム上に特異抗体を結合させたものはアクティブターゲティングに分類される．そして，このアクティブターゲティングが機能するには，抗体–薬物結合体の大きさと物理化学的性質，リポソームの粒径，膜の堅さ，表面荷電などのパッシブターゲティングの要素を満たすことが前提条件となることが，図 3.3(b) の配置から伺えるのである．

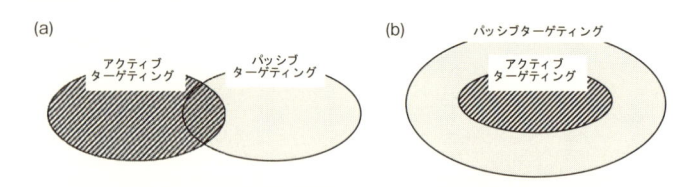

図 **3.3** 二つのターゲティング方法論の位置づけ．

(3) 投与部位

ここまでは静脈内投与して，血流を通してターゲティングする場合のみを念頭において説明してきたが，ここで他の投与法を説明する．表 **3.3** にその投与法の分類を示す．

A の静脈投与は，血流全体にキャリアシステムを行き渡らせる目的で用いられる．例外的には，肺の毛細血管をミクロンサイズの微粒子で塞栓す

表 **3.3** 投与方法によるターゲティングの分類.

A. 静脈内投与
B. 動脈内投与
C. 局所投与（治療部位に直接注入する）

るターゲティングに用いられることがある．投与後に初めて通る毛細血管が肺であるからである．血管を塞栓することは危険なことでもあるので，投与量が微小な遺伝子など，限定された場合にのみ使われる．

Bの動脈投与とは，標的とする臓器・組織の上流の動脈にカテーテルを用いて投与する方法である．例えば，足の付け根の動脈からカテーテルを挿入し，肝動脈にまで導いて投与する．注射針で行う静脈投与に比べて，難度の高い手技となる．また，標的の静脈側に流れ去った後は，静脈投与と何ら変わらなくなるので，動脈投与の場合は，選択的送達のために塞栓を積極的に利用する．後述する SMANCS が一例である．

Cは局所投与法（局所注射法）である．標的となる組織・臓器に注射針で直接に薬物を溶かした水溶液を投与するものである．多くの読者に経験があるものとして，歯科の麻酔がある．歯茎に注入された麻酔薬は，歯科治療が必要な範囲に拡散して，必要な期間麻酔作用を発揮する．一方，抗がん剤のがん直接注入法が用いられる場合はきわめて少ない．その理由は次の二つである．

a. 低分子の抗がん剤は組織から血液への移行が速く，抗がん活性を発揮する十分な時間がん組織内にとどまらず，血液を通して外に出てしまうため．

b. 抗がん剤の水溶液は，注射針によってできた傷やがん組織中の隙間に拡散してしまい，がん組織に全体に広がることがないため．

例外的に抗がん剤の直接注入が行われているのは次の三つの場合である．

1. 膀胱内注入
2. 腹腔内注入
3. 脳腫瘍への CED (convection-enhanced delivery)

1と2は，膀胱と腹腔という閉鎖系で注入可能な空間があり，その空間中，あるいは接する組織にがん細胞がある特殊な状況で行われる治療である．3の CED とは特殊な形状の微細針からきわめてゆっくりと（$5\mu L/min$ 位）薬液を注入すると，上で述べた理由bとは異なり，がん組織全体に抗がん剤液を拡散させることができる．ただし，この場合も理由aは当ては

まるので，投与するのは通常の低分子抗がん剤ではなく，高分子の抗がん剤か，低分子抗がん剤をキャリアに封入したものを用いる．

3.1.3 ターゲティング戦略，設計論

ターゲティングに活用される戦略と設計論を，それが提示された時代順に列記する．

(1) 魔法の弾丸

P. Ehrlich が 19 世紀末に提起した「魔法の弾丸」が最初のものである．魔法の弾丸とは，特定の細胞にのみ特異的に結合して作用する薬物のことである．この結合するもの自身が薬物であっても良いのであるが，ターゲティングを考える場合には，図 3.4 に示すように，キャリアと薬物をつなぎ合わせることとなる．現在の用語を用いて図 3.4 を表現すると，「特定の種類の細胞上に特異的に発現しているレセプターに，選択的に結合するリガンドをキャリアとする」となる．提起の後しばらくは，ターゲティングとしての研究は進展しなかったが，1950 年代から抗体をキャリアとした研究が始められた．現在においても，特異リガンドによるアクティブターゲティングの方法論は，この魔法の弾丸の概念に基づいている．

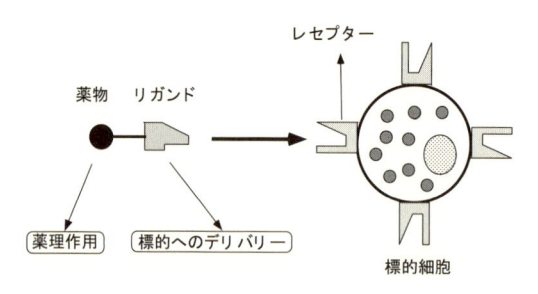

図 3.4 魔法の弾丸の概念．

(2) Lysosomotoropic agent

細胞は外から取り込んだものを，細胞内で消化・分解する働きがある．これはエンドサイトーシス（細胞膜のから作成した小胞内に入れて取り込む現象）によって，リソソームという消化酵素を含有した小胞内で消化・分解する作用である．このリソソームの働きを利用する方法が図 3.5 に示す，

De Duve により 1972 年に提唱された "Lysosomotropic agent" である [2]．薬物や薬物キャリアシステムがリソソームに到達し，消化酵素や低 pH によって，活性化して薬理活性を発揮する．後述する合成高分子–薬物複合体は，まさにこれに相当する．現在では，リソソームの機能は広く知られているが，1970 年代当時はこれらの細胞内小器官の機能は最新の知見であったことを考慮すれば，非常に先進的なコンセプトであったと言えよう．

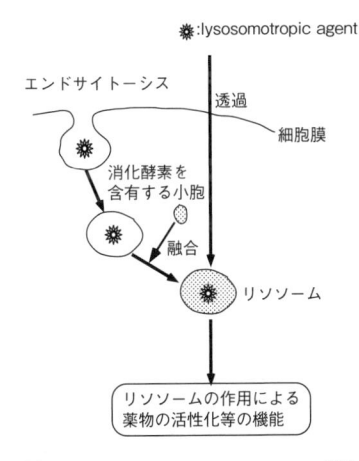

図 **3.5** Lysosomotoropic agent の概念．

(3) Ringsdorf の高分子モデル

高分子キャリアの設計論は図 **3.6** に示すものが，1975 年に Ringsdorf によって提唱された [3]．Polymer backbone，特異抗体などの transport system，drug が基本要素で，それに spacer と solubilizer が加わる場合がある．Solubilizer とは疎水性薬物が多く結合してシステムが水に溶けにくくなった場合に，その水溶性を改善する役割を担うものと，その逆に細胞との相互作用を増加させるために疎水性を与える役割を担うものとがある．1970 年代当時では，薬物と高分子の結合体の研究例は決して多くなく，ここで提起される水溶性／疎水性の問題は，論文上で議論されることはほとんどなかった．後に，高分子医薬でこの問題は重要であると認識されるに至ったが，モデル提示の時に既にこの考慮がなされていたことは，Ringsdorf の卓越した思考力と先見性を示すものである．このモデルの提

唱から既に35年以上を過ぎている現在でもなお，このモデルは一つのスタンダートとして活用されている．

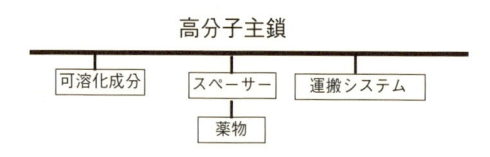

```
            高分子主鎖
┌──────────┬──────────┬──────────┐
│ 可溶化成分 │ スペーサー │ 運搬システム │
└──────────┴──────────┴──────────┘
                │
              ┌────┐
              │ 薬物 │
              └────┘
```

図 3.6　Ringsdorfの高分子医薬のモデル．

(4) EPR 効果

がん組織では血管内皮の透過性は異常に亢進していると同時に，リンパ系による排出が抑制されているために，高分子キャリアは本質的に固形がん部位に選択的に蓄積しやすい性質がある．この性質はEPR効果 (enhanced permeability and retention effect) と呼ばれ，1986年に前田，松村によって提唱された [4,5]．きわめて単純化したイラストが図 3.7 である．正常組織の血管が隙間なく構成されているために，高分子が血管を透過しないのに対し，がん組織ではナノサイズの透過経路（ナノサイズでも高分子にとっては十分に大きい）を通って高分子ががん組織に入り得る．一方，低分子の抗がん剤は，血管細胞の細胞膜を透過できるので，正常組織もがん組織も同様に入る．よって，高分子のみが，がん選択的デリバリーがなされることとなる．EPR効果は，水溶性高分子に限らずに，リポソームや高分子ミセル，微粒子などのナノサイズ（直径が10～200nm位）のキャリアにも適用されることが，後に証明された．ここで大切なのは，EPR効果によって得られるがん組織／正常組織の選択性の比が，数倍～十数倍になり得ることである．一方，抗がん剤開発では，既存の抗がん剤の正常組織への毒性が変化せずに，がんへの集積量と効果が2倍になるとしたら大変な進歩であると認識されている．実験動物での値とはいえ，EPR効果では数倍～十数倍のがん選択性が得られる事実と，がん化学療法では2倍選択性が有用であることを比べると，大きな差があることは重要である．実験動物で得られた原理が，部分的に臨床で実現した場合でも医療的価値があるからである．

ここまでの説明では，次の懸念が浮かぶ．それは，肝臓のようにナノサイズの透過経路が開いている正常組織があることである．事実，EPR効果

を体現するキャリアシステムでも，がんと肝臓との間では高い選択性は得られない．ならばEPR効果は無意味かというとそうではない．十分に有意義なのである．その理由は，(1) 肝臓は薬物の代謝臓器であるので，多くの抗がん剤は，他の正常臓器に比べて肝臓に集積しやすい．よって，キャリアシステムが，抗がん剤単独よりも肝臓に集積しにくければ，キャリアとして意義がある．(2) 抗がん剤には，それぞれ重篤な副作用を起こす特定の部位がある．もしその部位が肝臓でなければ，肝臓への運搬される量は大きな問題とならないのである．

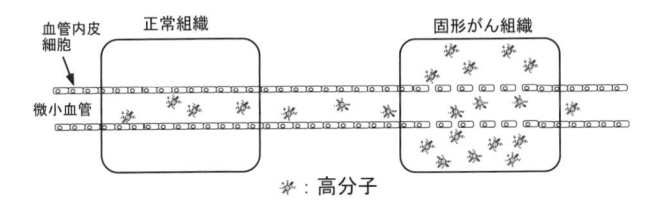

図 3.7 EPR効果による高分子の固形がん組織へのターゲティング．

3.1.4 キャリアのタイプ

ターゲティングの実現には薬物をキャリアに結合または封入し，キャリアの機能によって治療部位に選択的に送達する．様々なキャリアのタイプを図3.8に示す．天然あるいは合成の水溶性高分子に薬物を化学結合させたものが(a)のタイプである．(b)は脂質の二分子膜からなる小胞のリポソームである．(c)は薬物が高分子のタンパク質（ペプチド）であって，それにポリエチレングリコールなどの合成高分子を修飾したものである．(d)と(e)はそれぞれ，液体と固体の相に薬物を内包したものである．(f), (g)ともに合成高分子の会合体である，高分子ミセルとナノゲルである．

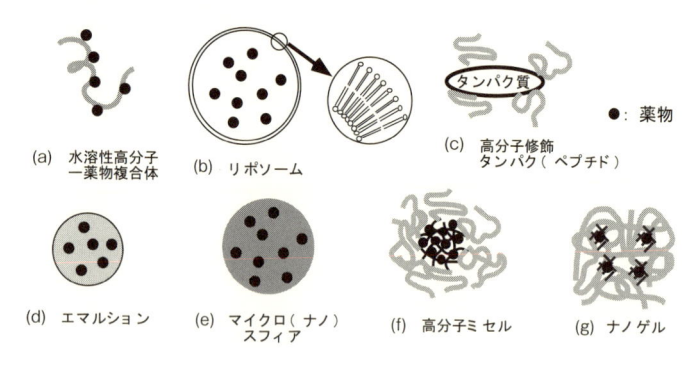

図 3.8 キャリアシステムのタイプ.

3.2 ターゲティングシステムの例

本節では，ターゲティングキャリアシステムの例を網羅的に解説するのではなく，代表的ないくつかの例を提示して，その特長，短所，重要性などを説明することで，ドラッグターゲティングシステム設計，研究・開発の意義や，問題点を浮き彫りにしていきたい.

3.2.1 合成高分子–薬物複合体

水溶性高分子キャリアに低分子の薬物を結合するシステムの代表例は，Kopecek, Duncan らによって開発された水溶性合成高分子ポリ[N-2(ヒドロキシプロピル)メタクリルアミド](PHPMA)をベースにしたシステムである[6,7]. このシステムは前述の Ringsdorf モデルを用いて Lysosomotropic agent を実現したもので，その抗がん剤アドリアマイシンを用いた例を図 3.9 に示す. PHPMA に四つのアミノ酸からなるスペーサーを介して薬物を結合している. この化学結合は血液中では安定で，細胞に取り込まれた後，リソソーム内の酵素で開裂されて薬物を放出し，殺細胞効果を発揮する設計である. がん組織へのターゲティングは EPR 効果によって行われる. アドリアマイシンのシステムは 1990 年代にヨーロッパで臨床試験が行われたが，認可には至らなかった. このシステムについてその特長，短所などを記述したい.

(1) 薬物結合量

水溶性の高分子キャリアの場合も，疎水性の薬物結合量を増加させると，

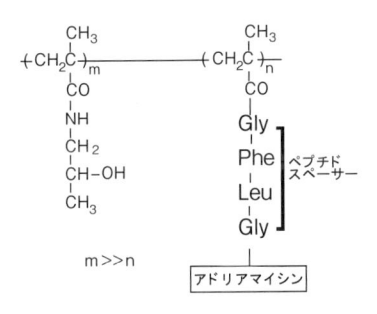

図 3.9 PHPMA-薬物複合体.

複合体は水に不溶となる．(アドリアマイシンは水溶性であるが，高分子への結合のために一級アミノ基を失うと非水溶性となる．) 複合体の水溶性が維持できる薬物結合量の範囲内で，この PHPMA システムでは，薬物の結合量を 8 wt.%という小さい値に抑えている[8]．これは，EPR 効果に基づいたがんターゲティング能を，薬物の疎水性が妨害しないよう配慮したためである．(複合体の強い疎水性は肝臓での取り込みを増加させてターゲティングを妨害する．)

以上の事柄は，*in vitro* 実験から *in vivo* 実験へと進行する開発過程を考えると，とても重要である．*In vitro* では大きな薬物結合量で，より疎水性の複合体を作った方が，細胞表面に付着しやすく，よって強い殺細胞効果が得られる傾向がある．この *in vitro* 活性で最適化された疎水性の強い組成では，EPR 効果を強く阻害する可能性がある．Kopecek らは，PHPMA と薬物モデルの複合体が水溶性ながら疎水性相互作用による高分子鎖間会合を形成すると報告しており[9]，この疎水性の懸念から，低い薬物結合量を選択したと考えられる．

(2) 分子量

PHPMA-アドリアマイシン複合体の分子量は約 3 万である．高分子が体内非分解性なので，腎臓からの排出を確保するためである．腎臓がろ過する分子量の境界は約 4 万であるので，かなりの割合の複合体は腎臓から排出される．分子量が数十万と大きい PHPMA (腎臓から排出されない)の方が，圧倒的に多くの量ががんに集積することが報告されている[10]．また，血液内に投与された高分子は肝臓からも胆汁排泄経路で排出され得る．ではなぜ，PHPMA-アドリアマイシン複合体の開発がターゲティングには

不利な比較的小さな分子量で行われたのであろうか？ これは人での長期間の体内蓄積による副作用を警戒したためである．長期の毒性評価を動物実験から見積ることは難しい．不利な点がありながら，臨床上の安全性を優先することが，臨床開発が単なる動物実験と大きく異なるところである．

(3) 薬物結合の開裂

PHPMA-アドリアマイシン間の結合は，*in vitro* 血清中では開裂せず，細胞内リソソームで開裂することが判明している．この事実から，生体内でも血液中では開裂せず，がん細胞内でのみ開裂すると言えるであろうか？ 答えは否である．細胞外に存在する様々な酵素が，リソソーム酵素と同じ働きをする可能性がある．Duncan は，この複合体の結合ががん組織中に存在する酵素によっても開裂し，その酵素の有無が *in vivo* での有効性を決める重要な因子であることを述べている．生体は時に，医薬品開発の障害となる複雑な側面を研究者に露わにするのである．（この事柄は，筆者の調べた限り論文での発表はない．臨床開発では，発表に様々な制約がかかることが多い．学術界の立場から，Duncan がこの事柄を口頭のみとはいえ発表したことに，大いなる敬意を表したい.）

3.2.2　抗体-薬物複合体

抗体と低分子薬物の複合体は最も古くから（1960 年代から），そして最も多くの研究例があるタイプのターゲティングシステムである．しかし，2011 年時点において，認可されたものはない状況である．（放射性同位元素を抗体に結合した Zevalin，タンパク質を抗体に結合した Campath は認可されている．また，抗体-低分子抗がん剤複合体の Mylotarg は 2001 年に認可されたが，その後認可が取り下げになった.）一方，抗体を単独で医薬として用いることは，がん領域に限らずリウマチ治療などでも実用化している．ではなぜ，キャリアとしての用途がうまく開発されないのであろうか．いくつかの要素を挙げて議論する．

(1) 薬物結合量

抗体一分子に何個の抗がん剤を結合するかの量であり，これは 3.2.1 節の合成高分子の複合体で述べた内容と同じである．後述する一つの報告を除いて，抗がん剤／抗体のモル比のいくつが最適であるかを検証した報告はない．高い *in vivo* 抗がん活性が当時は画期的であった BR96 抗体-ア

ドリアマイシン複合体[11]でも，検討されている抗がん剤／抗体は一つのみである．（他の研究例からみて，BR96の複合体は小さな抗がん剤／抗体比を採用しており，これがターゲティング性能を高めた要因であると推察される．）さて，この比が検討されている唯一の報告とは，Senterらが報告した抗体-抗がん活性ペプチドの複合体である[12]．ペプチドは低分子の抗がん剤とは物理化学的性質が異なるので，完全には同次元で語ることはできないが，この論文では，ペプチドを8分子以上結合すると，投与後数日から50日間の血液中の残存量が著しく減少することを報告している．この減少は，3.2.1節で述べた薬物の体内動態の変化というよりも，長時間を対象とした免疫的な応答の意味合いが大きいと考えられるが，抗がん活性に大きなマイナスとなっていることは注目に値する．以上のように，薬物／抗体という基本的な設計方針に関する情報がほとんどないことが，研究と開発を遅らせている要因であると筆者は考えている．

(2) キャリアの毒性

1975年のマウスのモノクローナル抗体作成技術の確立から，大いなる発展をみた現在の抗体工学では，大部分がヒト化したものや完全にヒトの抗体を得ることができる．まさに「天然」の素材が得られるので，それはヒトには無毒であろうと思われるかもしれないが，それは正しくない．抗体の投与が，時に危険な副作用を起こすことは，臨床の場ではよく知られた事実である[13]．ターゲティング能は，抗体キャリアがもたらし得る正の要素であるが，それのみではなく元の抗がん剤にはない副作用を伴う負の要素の存在を認識することが重要である．治療はそれをなすことによって得られるメリットとデメリットのバランスの上に成り立つからである．

(3) 抗体によるアクティブターゲティングの意義

ここで抗体をアクティブターゲティングのキャリアとする意義について，考察したい．抗体ががん組織に（細胞でないことに注意）運ばれるのはパッシブなEPR効果による．特異抗体でなくとも同じようなEPR効果が得られるのである．それでは，抗体のアクティブターゲティングを使う意義は何であろうか．抗体ではないが，ここでの考察に至適な例を挙げる．丸山らはEPR効果によってがんターゲティングができるPEG修飾リポソーム（パッシブターゲティングシステム）と，それにトランスフェリンを結合させたアクティブターゲティングシステムのがん集積挙動を比べている[14]．図**3.10**に示すように投与後24時間までは全く同じ濃度であり，その後は

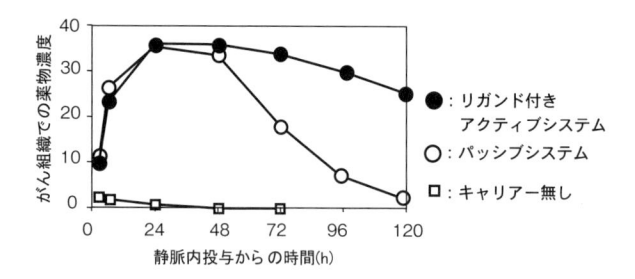

図 3.10 アクティブターゲティングが合目的に使われた例.

アクティブシステムの方が高濃度になっている．これは，血液からがん組織に移行する EPR 効果の過程（24 時間まで）では両者は同等であり，がん組織からの排出が顕著となる 48 時間以降では，がん細胞に結合しているアクティブターゲティングの方が，がん組織に残留している量が多くなったことを示す．抗がん剤の活性は，がんでの濃度と時間をかけた面積が重要であるので，アクティブシステムの方が，高い抗がん活性を示すと予想される．しかし，パッシブシステムでも薬物単独の場合に比べれば圧倒的にがんに高い濃度が集積しており，十分に高い抗がん活性が期待できる．アクティブリガンドを結合させることによる不利益（高コスト，リガンドによる生体内での不利益等）を考慮するとき，パッシブなシステムが優れているとの判断が十分に成り立つのである．

さて，この丸山らのアクティブシステムを用いた意義は，投与 72 時間後のがん濃度を高くすることにあった．このシステムに封入した薬物はボロン化合物で，中性子を照射したときにボロン原子から放出される α 線が，がん細胞を殺傷するのである．この治療を行う際に重要なことは，血中濃度が十分に下がってから中性子線照射をすることで，正常組織（血液は全身を巡っている）に対する副作用を減らすことである．血中のボロン濃度が十分に下がった投与 72 時間後に，がんでのボロン濃度を高く保つためにアクティブターゲティングを活用したのである．この例で考察したように，抗体ターゲティングによってどのようなメリットを治療に生かすかという明確な戦略設定が重要である．

3.2.3 SMANCS（ペプチド–合成高分子複合体）[15]

抗がん活性ペプチドであるネオカルチノスタチン (NCS) にスチレン–マレイン酸無水物の共重合体 (SMA) を化学的に結合させたものがスマンクス (SMANCS) である．この結合により血液中での NCS の不活性化が抑制されると共に，血液中の循環性が増大する．疎水性が強い SMA が血液中のアルブミンに結合することで，SMANCS より大きな分子量のものとして挙動して，腎臓からの排出が抑制される結果，静脈注射で効率的に EPR 効果を得るからである．ただし，臨床展開では，油性の X 線造影剤であるリピオドールに溶かして肝がんの動脈注入法として 1993 年に認可を得た．これは高分子による抗がん剤ターゲティングの世界最初の実用化例である．このような投与法の工夫をしたのは，スマンクス単独の静脈投与では，その疎水性の強さにより正常の肝臓に多く蓄積するためである．動物実験で意義ある結果を得ることと，臨床での成果を得ることが完全に同一ではないことの一例である．

3.2.4 PEG 修飾タンパク

ポリエチレングリコール (PEG) によって修飾したタンパク質が実用化している．ポリエチレングリコールは非抗原性で，生体成分（細胞やタンパク質）との相互作用が小さな水溶性高分子として知られており，これによってタンパク質を修飾することで，抗原性の減少，血液循環性の増大などの効果を得る．この研究は Abuchowski らの血清アルブミンを PEG で修飾する研究[16] から始まり，1990 年代前半にアデノシンデアミナーゼ，アスパラギナーゼを修飾したものが認可された．ただし，これら二つのタンパク製剤は適用可能な症例が少なかった．2001 年に α–インターフェロンを PEG 修飾したものが認可され，患者数の多い C 型肝炎治療を対象としていることから，PEG 修飾タンパクが薬物治療できわめて大きなインパクトをもつに到った．

この PEG 修飾タンパクは，静脈投与後の血液濃度を高く保つことを目的としている．通常ターゲティングは，血液から特定の組織・臓器への移行を選択的に行うことを意味しているのに比べると，投与部位である血液部位に長くとどまる DDS は，ターゲティングとは言い難い面がある．コントロールドリリースあるいは徐放の DDS と言えなくもないが，敢えて

本章で扱わせていただいたことを追記しておく．

3.2.5 PEG 修飾リポソーム

リン脂質からなる二分子膜の小胞であるリポソームは，薬物キャリアとして 1960 年代から，盛んに研究されてきた．かつては，静脈投与後に肝臓に素速くかつ大量に集積することが，ターゲティングには大きな問題であった．この問題を最初に解決したのは，G_{M1} というガングリオシドをリン脂質に混ぜて作製したリポソーム[17]であったが，比較的安価な材料で広く適用できる解決法を提供したのが，1990 年に登場した PEG 修飾リポソーム[18]である．分子量 2000 以上の PEG 鎖を結合した脂質を 5～15 モル％程度含む脂質から形成するリポソームであり，投与後に，血中半減期が数時間から十数時間という安定した血液循環挙動を示す．大きさは重要で，エクストルージョンという操作で直径約 100nm のものを得て，用いるのが一般的である．PEG 修飾リポソームの臨床成功例は，抗がん剤アドリアマイシンを封入した抗がん剤 Doxil® である（アドリアマイシンの別名はドキソルビシン (Doxorubicin)）．卵巣がんなどの治療に用いられている．

(1) 「ポジティブターゲティング」と「ネガティブターゲティング」

以上の二つの語句は筆者の造語であるが，Doxil® の説明を通して，薬物ターゲティングの意義について説明を加える．「ポジティブターゲティング」とは，標的への選択的運搬を通して標的に対する薬効を増強することで，「ネガティブターゲティング」とは正常組織への分布を減らして副作用を減らすこととする．Doxil® が卵巣がんに対して認可されたのは，「ネガティブターゲティング」に従来の薬物に比べて優位性を示したからであった．心臓の毒性を減少させたのである．もちろん，抗がん活性は従来の抗がん剤と同等であることが前提であるが，「ネガティブターゲティング」でも臨床的には意義深い．なお，動物のがん移植モデルでは Doxil® も「ポジティブターゲティング」の効果を示していたのである．

(2) PEG 脂質の割合

上記で「PEG 脂質を 5～15 モル％程度用いる」と書いたが，もっと多くの PEG 脂質を用いれば，血中循環挙動をさらに向上させられるのではないかという疑問がわく．この疑問に対する一般的な回答は，「そのように PEG 脂質の割合を高めすぎると，リポソームが形成できない」である．実

際に PEG 脂質は全てがリポソームに挿入されるわけではなく,形成した PEG 修飾リポソーム中の PEG 脂質の割合は 5%未満である[19]. しかし,「リポソームのような構造で高い PEG 脂質の割合の集合体ができれば向上は可能ではないか」という問題に置き換えられる. L. Huang らは,DNA を含む「リポソームのような構造」の脂質会合体で,PEG 脂質の割合を 11 モル％にまで高めることに成功し,安定な血中循環挙動を得ている[20]. この事実は,生体成分との相互作用が小さな PEG によるリポソーム表面の被覆は,PEG リポソームの場合でも完全ではないことを示し,様々な工夫によってさらに血中循環性の高いリポソームを得る可能性を示唆する.

(3) ABC 現象

PEG 修飾リポソームに関して accelerated blood clearance 現象(ABC 現象)という免疫現象が報告されている[21]. PEG 修飾リポソームを複数回投与すると,2 回目以降の投与の際に,肝臓等に急速に取り込まれる結果,血液中の濃度が急激に低下する現象である. この現象が起こるとターゲティング性能は大きく変化してしまう. (大部分の場合,性能が失われることになる.) これが実際に治療の場で起きると大きな問題を引き起こすことが考えられるが,抗がん剤を含有した Doxil® の場合には,ABC 現象が起きない. これは,抗がん剤の副作用で免疫系が障害を受けるためである. (実際には,Doxil® 投与によって肝臓の代謝・排泄機能が低下することで,2 回目以降の投与では ABC 現象と反対に,血中循環性がわずかではあるが上昇することが報告[22]されている.)

また,この ABC 現象は,PEG を認識する IgM 抗体が関与した免疫作用である機構[23]が提唱されているが,この現象の免疫機構については不明な点が多い. 興味深いことに,同じく PEG 鎖を外側に有する高分子ミセルでは,ABC 現象が観察されない場合がある[24]. 今後,細胞障害性の低い薬物(Doxil® の場合のように免疫系に傷害を与えない)のターゲティングが重要性を増すと考えられ,ABC 現象のさらなる研究が求められる.

3.2.6 高分子ミセル[25-27]

高分子ミセルキャリアシステムとは,図 3.11 に示すように,親水-疎水などの不均質な構造のブロックあるいはグラフトコポリマーからミセル構造を形成させ,薬物を化学的結合あるいは物理的吸着によりミセル内核に

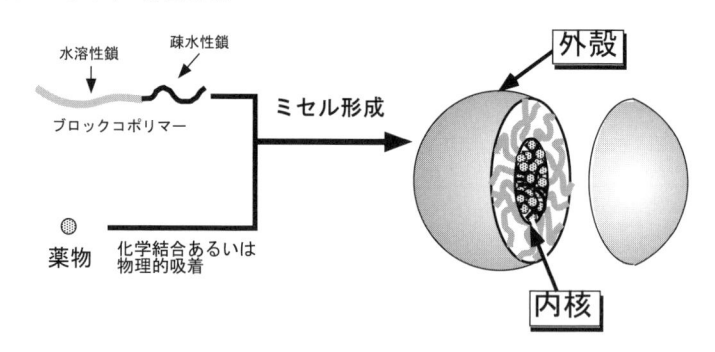

図 3.11 高分子ミセル薬物キャリアシステム．

封入したものである．ドラッグキャリアとしての高分子ミセルの大きな特長の第一は，その粒径である．典型的な高分子ミセルは粒径が 10〜100nm の範囲にあるが，前述した EPR 効果のために必要な粒径とぴったり一致する．リポソームでも 100nm の粒径のものは容易に得られる技術が開発されているが，10〜100nm の範囲で連続的に異なった粒径を得られるのは高分子ミセルである．

もう一つの大きな特長は，内核と外殻の明確な二層構造である点である．ミセル外殻は生体との相互作用を通して体内動態・分布を決定し，内核は薬物を封入し，標的に到着した後の薬効発現を担う．この構造により，内包する薬物の物理化学的性質に左右されないデリバリーが可能となる．また，内核形成の相互作用を選択することによって，疎水性低分子薬物，核酸，タンパク質，造影剤用の金属イオンなど多彩な薬物を内包でき，外殻と粒径を同一にすることで，デリバリーも同一にすることが可能となる．高分子ミセルは現在，5 種の抗がん剤について固形がんターゲティングの臨床試験が行われている[28]．

高分子ミセルの他の特長や研究例は他の総説に譲り，ここでは高分子ミセルキャリアシステムの弱点を二つ述べてみたい．それは，(1) 比較的高度な高分子合成が必要，(2) 薬物封入法が未発達，なことである．

典型的な高分子ミセルを得るために必要なブロックコポリマーの合成には，比較的高度な高分子合成技術が必要とされる．それが高分子化学者にとっては，それほど難しくない場合でも，それを工業化して製剤規格を作成するとなれば開発に困難が伴う．また，キャリアの性能がブロックコポ

リマーの化学構造と組成に大きく左右されるために[29]，精度の高い高分子合成技術が要求されることも，薬物開発の観点からはマイナス要因である．第二の点は，マイクロスフィアなど開発の歴史が長いキャリアシステムに比べて，高分子ミセルでは，薬物を安定にかつ高効率でミセル内核に封入する方法が未発達である．また，実験室でのスケールではうまく封入できても，それを臨床製剤にスケールアップする際に，問題が起こることもある．

3.2.7 ナノゲル

ナノゲルは，「ナノサイズ（100nm以下位）のゲル構造を有するナノ粒子」であり，DDSに限らない用途を有するが，ここでは秋吉らが研究・開発してきた，多糖側鎖を疎水性修飾して得られるシステム[30,31]のDDSへの応用について述べる．

多糖のプルランの側鎖に疎水性のコレステロール残基を制御した量を結合させると，コレステロール残基同士の疎水性相互作用によって，高分子鎖が会合して直径10〜20nm位の集合体を形成する．この集合体粒子内部の大部分は多糖が形成する親水性環境であり，少数部分が疎水性の非共有結合的な架橋点になっている．このナノゲルの薬物キャリアとしての大きな特長は，内部にタンパク質を「ゆるやかに」内包できることである．「ゆるやかに」と表現した意味は，内包されたタンパク質がシクロデキストリン添加といった微弱な刺激によって，ナノゲルから放出されるためである．さらに，この内包・放出過程を通して，変性したタンパク質を元のnativeなコンフォメーションに戻すシャペロン機能を発揮できることも他にはない特長である．高分子ミセルキャリアの内核のように，疎水性相互作用やイオン相互作用が強く働く環境と異なり，ナノゲルの内部は親水性ゲルの環境で，疎水性相互作用，水素結合，イオン相互作用が混合した形で，ゆるやかにタンパク質を相互作用させて内包することが，技術的特徴である．タンパク質を放出できるキャリアとしてはリポソームが容易に得られると思われるかもしれないが，リポソーム内水相に内包されたタンパク質を放出するには，二分子膜を越えさせる工夫が必要なのである．その比較から，ナノゲルの有する大きな利点が理解でき，細胞質内にタンパク質や遺伝子を送達させるキャリアシステムとしての研究が進展している．

プルラン修飾体の医療応用で最も進んでいるのは，がんワクチンのキャ

リアとしてであり，臨床試験が進行中である．抗原タンパク質を樹状細胞やマクロファージに運搬し，効率良く抗原提示させることが目的である．この場合には，樹状細胞などの標的と，そうでない部分への運搬選択性の高低はあまり問題にならない．抗原ペプチドが及ぼす副作用はほとんどないためである．よって，標的細胞に効率的に取り込まれて抗原提示するための設計に重点を置いてキャリアを設計する．この点は，抗がん剤の固形がんターゲティングの場合と大きく異なるところである．

引用・参考文献

1) 高倉喜信，丸山一雄，横山昌幸：*Drug Delivery System*, **14**, 425(1999).
2) C. De Duve et al.: *Biomed. Pharmacol.*, **23**, 2495 (1972).
3) H. Ringsdorf: *J. Polymer Sci. Symposium*, **51**, 135 (1975).
4) Y. Matsumura and H. Maeda: *Cancer Res.*, **46**, 6387 (1986).
5) H. Maeda: *Bioconjug. Chem.*, **21**, 797 (2010).
6) D. Putnam and J. Kopecek: *Adv. Polymer Sci.*, **122**, 55 (1995).
7) R. Duncan, S. Dimitrijevic and E.G. Evagorou: *S.T.P. Pharma. Sci.*, **6**, 237 (1996).
8) R. Duncan, L.W. Seymour, K. B. O'Hare, P. A. Flanagan, S. Wedge, I. C. Hume, K. Ulbrich, J. Strohalm, V. Subr, F. Spreafico, M. Grandi, M. Ripamonti, M. Farao and A. Suarato: *J. Control. Rel.*, **19**, 331 (1992).
9) K. Ulbrich, C.Konak, Z. Tuzar and J. Kopecek: *Makromol. Chem.*, **188**, 1261 (1987).
10) L.W. Seymour, Y. Miyamoto, H. Maeda, M. Brereton, J. Strohalm, K. Ulbrich and R. Duncan: *Eur. J. Cancer*, **31A**, 766 (1995).
11) P.A. Trail, D. Willner, S.J. Lasch, A.J. Henderson, S. Hofstead, A.M. Casazza, R.A. Firestone, I. Hellström and K.E. Hellström: *Science*, **261**, 212 (1993).
12) K.J. Hamblett, P.D. Senter, D.F. Chace, M.M. Sun, J. Lenox, C.G. Cerveny, K.M. Kissler, S.X. Bernhardt, A.K. Kopcha, R.F. Zabinski, D.L. Meyer and J.A. Francisco: *Clin. Cancer Res.*, **10**, 7063 (2004).
13) G.L. Plosker and D.P. Figgitt: *Drugs*, **63**, 803 (2003).
14) K. Maruyama, O. Ishida, S. Kasaoka, T. Takizawa, N. Utoguchi, A. Shinohara, M. Chiba, H. Kobayashi, M. Eriguchi and H. Yanagie: *J. Control. Rel.*, **98**, 195 (2004).
15) H. Maeda, T. Sawa and T. Konno: *J. Control. Rel.*, **74**, 47 (2001).
16) A. Abuchowski T. van Es, N.C. Palczuk and F.F. Davis: *J. Biol. Chem.*, **252**, 3578 (1977).
17) T.M. Allen and A. Chonn: *FEBS Lett.*, **223**, 42 (1987).
18) A.L. Klibanov, K. Maruyama, V.P. Torchilin and L. Huang: *FEBS Lett.*,

268, 235 (1990)
19) S.D. Li and L. Huang: *Biochim. Biophy. Acta*, **1788**, 2259 (2009).
20) S.D. Li and L. Huang: *J. Control. Rel.*, **145**, 178 (2010).
21) E.T. Dams, P. Laverman, W.J. Oyen, G. Storm, G.L. Scherphof, J.W. van Der Meer, F.H. Corstens and O.C. Boerman: *J. Pharmacol. Exp. Ther.*, **292**, 1071 (2000).
22) A. Gabizon, R. Isacson, O. Rosengarten, D. Tzemach, A. Shmeeda and R. Sapir: *Cancer Chemother. Pharmacol.*, **61**, 695 (2008).
23) T. Ishida and H. Kiwada: *Int. J. Pharm.*, **354**,56 (2008).
24) H. Ma, K. Shiraishi, T. Minowa, K. Kawano, M. Yokoyama, Y. Hattori and Y. Maitani: *Pharm. Res.*, **27**, 296 (2010).
25) M. Aliabadi and A. Lavasanifar: *Expert Opin. Drug Deliv.*, **3**, 139 (2006).
26) M. Yokoyama: *Expert Opin. Drug Deliv.*, **7**, 145 (2010).
27) M. Yokoyama: "Drug and Pharmaceutical Sciences vol. 148 Polymeric Drug Delivery Systems", G.S. Kwon (Ed.), (Taylor & Francis, 2005), p. 533.
28) Y. Matsumura and K. Kataoka: *Cancer Sci.*, **100**, 572 (2009).
29) T. Yamamoto, M. Yokoyama, P. Opanasopit, A. Hayama, K. Kawano and Y. Maitani: *J. Control. Rel.*, **123**, 11 (2007).
30) 澤田晋一，秋吉一成：膜，**36**, 191 (2011).
31) Y. Sasaki and K. Akiyoshi: *Chemical Record*, **10**, 366 (2010).

第4章

時間的制御

4.1 on-off 放出制御システム

 効率的な薬物治療を実現するためのテクノロジーである DDS は，歴史的に薬物の量的制御の達成から始まり，最近では空間的制御（必要なところに薬物を作用させる）と時間的制御（必要なときに薬物を作用させる）を兼ね備えたシステムの構築が期待されている．現在，実際の組織や臓器が行っているように製剤自身が周囲の環境を感知し，必要量の薬物を必要なときに放出するインテリジェント型 DDS が注目されている．このような理想的な DDS を実現するためには，疾病における病態変化に基づく化学物質や物理量の変化（信号）をキャッチして，その程度に応じて放出量を判断し，薬物を on-off 放出するオートフィードバック機能を分子レベルで内蔵させたシステム開発を推進させることが必要である．病態変化によって変化する信号としては，様々な化学物質の種類や量，温度，pH などが挙げられる．これらの物理的あるいは化学的な信号に応答して，システムの構造や機能変化により，薬物の放出や透過性を制御し，薬物濃度の調整を行うことがインテリジェント型 DDS を実現する鍵となる．

 化学物質に応答して薬物を放出するシステムとして最も早くに，グルコース応答型のインスリン放出制御が検討されている．1980 年代には，糖尿病患者の血糖値を一定の濃度領域に保つため，グルコース濃度が増加するとそれを感知してインスリンが放出され，濃度が下がると放出量は低減するシステムが実験的に構築されている．Kim らは，コンカナバリン A (Con A) が糖鎖と特異的に結合サイトを有することを利用して，グルコースに応答してインスリンを放出するシステムを検討した[1]．このシステムでは，

Con A-糖鎖修飾インスリン複合体を高分子膜で仕切られたパウチ内に分散させる．グルコース濃度に上昇し，外部からグルコースが浸入してくると，Con A に結合した糖鎖修飾インスリンとグルコースとの交換反応が起こり，結果としてインスリンが放出される（図 4.1）．近年では，フェニルボロン酸基が多価水酸基化合物と可逆的な複合体を形成することを利用してグルコース応答性ゲルを作製し，外部グルコース濃度に応答してゲルの膨潤度を変化させることで，人工材料のみでインスリンの on-off 放出を制御するシステムが報告されている[2]．

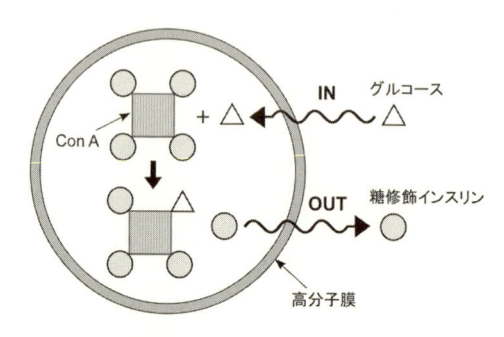

図 4.1 コンカナバリン A-糖修飾インスリン複合体を用いたグルコース濃度依存型インスリン放出システムの概念図．
出典：S.Y. Jeong, S.W. Kim, M.J.D. Eenink and J. Feijen : *J. Controlled Release*, **1**, 57 (1984).

炎症部における発熱（温度変化）に応答して薬物を放出させ，熱が下がると薬物放出を停止するシステムについても構築されている．岡野らは，温度変化で親水性/疎水性と可逆的に相転移を生起する温度応答性高分子（4.2.2 節で後述する）を用いて，温度応答性ハイドロゲルを調製し，体温近傍で微少温度変化により発熱時だけ解熱剤を放出するシステムを実現している（図 4.2）．このシステムでは，ゲルを一部に孔を有する非透過性のカプセル内に入れる．このため，低温でゲルが膨潤しているときに薬物放出を停止させ，逆に相転移温度以上ではゲルが収縮することでカプセル内に隙間ができ，放出された薬物が拡散によって孔から放出される[3]．

一方，病態変化自体を信号とする場合に加え，外部から与えられる刺激（熱，光，磁場など）によって薬物の放出を制御するシステムも標的治療の

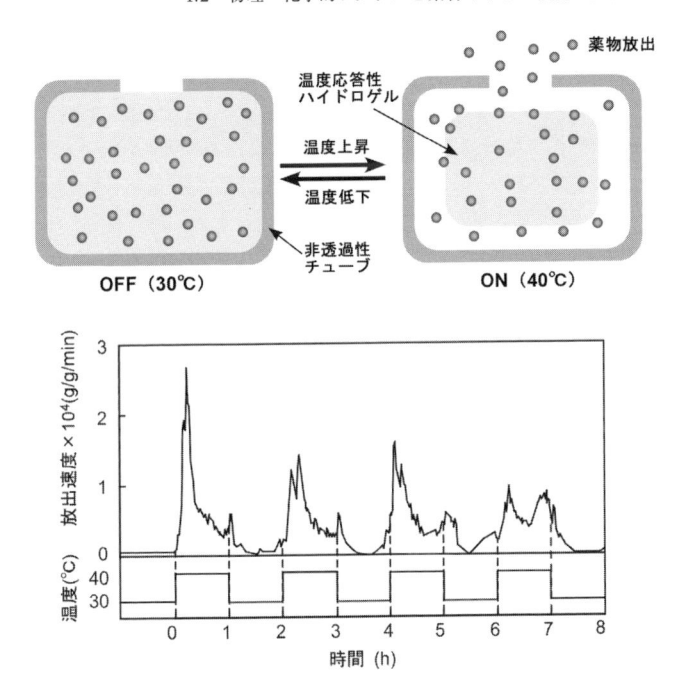

図 4.2 薬物放出デバイスからの温度変化に応答したパルス型薬物放出：30 ℃と 40 ℃の段階的外部温度変化に対する温度応答性ハイドロゲルからのインドメタシンの放出速度変化.

出典：R. Yoshida, Y. Kaneko, K. Sakai, T. Okano, Y. Sakurai, Y.H. Bae and S.W. Kim : *J. Controlled Release*, **32**, 97 (1994).

実現という観点からきわめて重要である．外部刺激で，患部に薬物を運搬させたり，薬物の放出の期間や速度をリモートコントロールすれば，薬物の生体内の空間的だけでなく，時間的制御が可能となる．このようなピンポイント治療は，がんなどの局所的な標的組織に対する効率的な薬物治療を実現する次世代 DDS として注目が高まってきている．

4.2 物理・化学的シグナルと薬物キャリア技術の融合（マルチターゲティング DDS）

静脈投与によるがん化学療法では，代謝や排泄作用により短時間で血中

薬物濃度が低減し，長時間にわたって治療有効濃度に保つことは非常に難しい．さらに，薬物自体は特定の組織・臓器に対する選択性がないことから，正常組織への分布による副作用が多く見られる．この問題を克服するために，薬物を標的部位に効率的にデリバリーするための運搬体（キャリア）を用いた全身投与型のターゲティング型 DDS 製剤の開発が活発に行われている[4]．このようなキャリアに抗がん剤を担持させて静脈投与すると，血中を循環するキャリアは固形がん特有の血管透過性の亢進とリンパ系の未発達により，がん部位に集積する（enhanced permeability and retention (EPR) 効果）[5]．しかしながら，これまで検討されてきた DDS 製剤の多くは，副作用の低減と効率的な薬物デリバリーを実現するために，運搬する過程では「薬物を安定に保持する性質」と標的部位では「薬物を積極的に放出する性質」という相反する機能をもたねばならないジレンマに直面している．例えば，ドキソルビシン内包リポソーム製剤（Doxil®）は，薬物を安定封入のためにリポソーム内で凝集させており，薬物の放出がきわめて非効率的であることが知られている．封入した薬物を効率良く放出するためにはキャリア構造を不安定化させる必要があり，キャリア自体の安定性がネックとなるわけである．すなわち，標的部位に薬物を運搬したのちに，効率良く薬物を放出するための仕掛けをキャリアに組み込むこと必要がある．近年，外部からの物理的信号（熱，光，超音波など）や，あるいは部位特異的に発現する酵素や化学物質，pH 変化などの生体内の化学的信号をトリガーとして，キャリアからの薬物放出を制御し，標的部位の治療効率を飛躍的に向上させる研究が行われてきている[6]．このように薬物の標的治療効果をさらに向上させるために，複数のターゲティング技術を巧みに組合せ，それぞれの効果を増幅させる「マルチターゲティング DDS」が注目を集めている（図 4.3）．(1) キャリアを用いた受動的ターゲティング技術により標的部位の薬物濃度を高めたのち，(2) 外部から物理的エネルギーを標的部位に付与することで部位選択的に薬物の放出を行う．この結果，標的治療の効率がより増大し，生体への副作用を大きく軽減させたピンポイント治療が実現できるものと期待される（図 4.4）．

　ここでは，代表的な化学的あるいは物理信号に応答するインテリジェント型薬物キャリアについて，その方法論とメカニズムについて概説する．

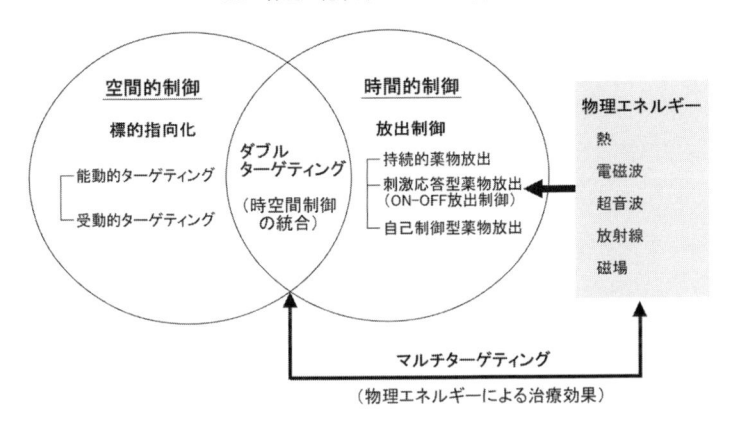

図 4.3 マルチターゲティング DDS の概念.

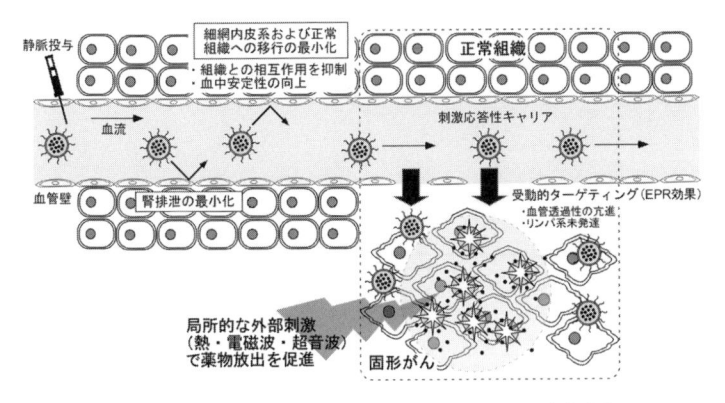

図 4.4 外部エネルギー照射を併用したピンポイント薬物治療.

4.2.1 生体内化学反応に応答するシステム

標的の部位に集積したキャリアから薬物を選択的に放出する方法として，部位特異的な化学反応を利用することは有効な手段となる．中でもこれまでに細胞内外における特異的な酵素反応や化学物質濃度の違いを利用したキャリア設計が報告されている．

細胞が細胞外の物質を取り込む過程の一つであるエンドサイトーシスは，本来細胞が物質を消化分解するために行う機能である．貪食胞内に送り込

まれた物質はリソソーム酵素の攻撃により消化分解される．このため，高分子医薬の分子設計として，リソソーム酵素に対する特異的な基質を高分子と薬物とを結ぶスペーサーとして利用することは，リソソーム内でキャリアから薬物を放出するための手段として有効である．キャリアと薬物とを結ぶスペーサーの一つとして，リソソーム酵素によって開裂されやすいオリゴペプチドが開発されている．リソソーム酵素で切断される代表的なペプチド配列に Gly-Phe-Leu-Gly (GFLG) があり，これを介して抗がん剤を水溶性高分子である N-(2-ヒドロキシプロピル)メタクリルアミド共重合体の側鎖に導入した高分子–薬物複合体が開発されている[4]．この複合体は，血液中では安定で標的細胞に取り込まれたのち，リソソーム内のカテプシン B によって GFLG 配列が特異的に切断され，薬物を放出させることができる．

一方，片山らは，細胞内シグナル伝達において重要な役割を担うリン酸

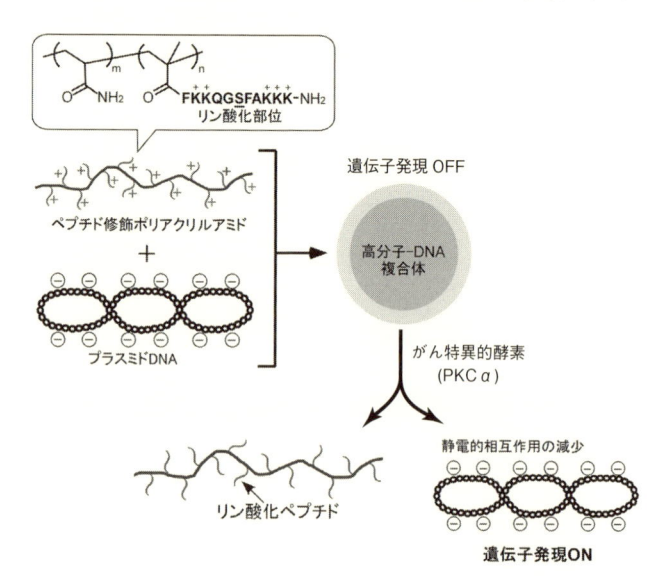

図 4.5 プロテインキナーゼ Cα(PKCα) の特異的酵素反応を利用した遺伝子発現制御．
出典：J.-H. Kang, D. Asai, J.-H. Kim, T. Mori, R. Toita, T. Tomiyama, Y. Asami, J. Oishi, Y. T. Sato, T. Niidome, B. Jun, H. Nakashima and Y. Katayama : *J. Am. Chem. Soc.*, **130**, 14906 (2008).

化などの酵素反応を利用したキャリア設計を行っている．その一例として，がん特異的に亢進することが知られているプロテインキナーゼ $C\alpha$(PKCα) のカチオン性基質ペプチドを導入したアクリルアミド共重合体とプラスミド DNA 間で形成させたポリイオンコンプレックス型複合体がある[7]．このシステムでは，PKCα によって基質ペプチド中のセリン (S) 残基がリン酸化されると，複合体形成の駆動力である静電的相互作用が弱まり，遺伝子発現を誘起するものである（図 4.5）．S 残基をリン酸化されないアラニ

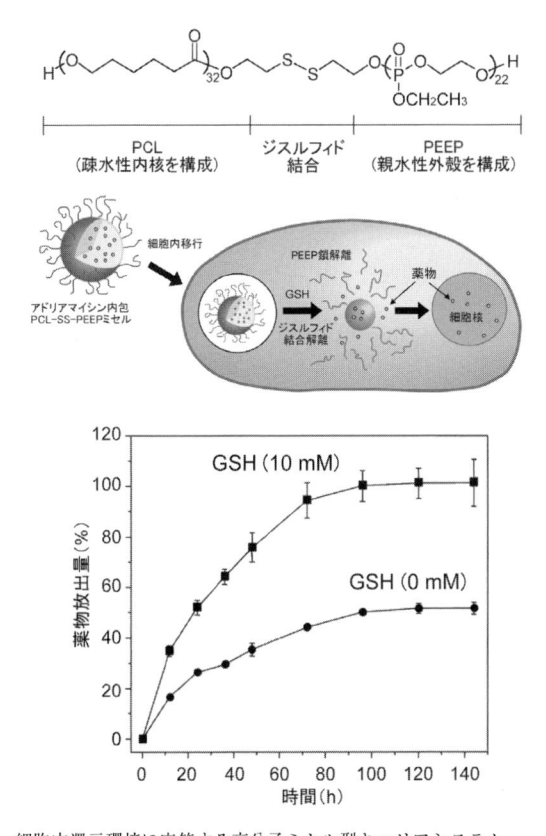

図 4.6 細胞内還元環境に応答する高分子ミセル型キャリアシステム．
出典：L.-Y. Tang, Y.-C. Wang, Y. Li, J.-Z. Du and J. Wang : *Bioconjugate Chem.*, **20**, 1095 (2009).

ン残基に置換したペプチドを導入した複合体,あるいは PKCα 阻害剤存在下では遺伝子発現が顕著に低減することから,PKCα 特異的に遺伝子発現が制御されていることが確認されている.この他にもプロテインキナーゼ A やカスパーゼ-3 などの様々な酵素反応を利用したシステムについても開発されている[8,9].がんなどの局所的な組織における特異的な酵素反応に応答するキャリア設計は,薬物や遺伝子の薬理効果の空間的制御を実現するうえできわめて有効な手段と言える.

細胞内環境において,特定の化学物質に応答して薬物キャリアの構造安定性を変化させ,薬物や遺伝子の薬理効果を発現するシステムについても検討されている.グルタチオン (GSH) は,細胞内に 0.5〜10mM という比較的高濃度で存在する.一方,細胞外の濃度はその 1/100 から 1/1000 程度である.このため,細胞質性タンパク質中に形成されているあらゆるジスルフィド結合はシステインに還元される.この細胞内還元的環境を利用して高分子鎖骨格あるいは側鎖中に導入したジスルフィド結合をチオール基に開裂させ,キャリアの安定性を制御するシステムが報告されている[10,11].Tang らは,ポリ(ε-カプロラクトン) (PCL) とポリ(エチルエチレンホスフェート) (PEEP) をジスルフィド結合で連結した両親媒性ブロック共重合体を設計し,これを用いて抗がん剤であるアドリアマイシン (ADR) を内包した高分子ミセルを調製した(図 4.6).この高分子ミセルでは,細胞内環境と同等のグルタチオン濃度 (10mM) において,外殻を構成する PEEP 鎖の解離に伴うミセル構造の不安定化により,ADR の放出が促進されることがわかっている[10].

4.2.2 温度応答性システム

医療に応用できる物理エネルギーとして,熱エネルギーは適用が簡便かつ,安全性の高いものである.また,がん組織は正常組織より熱感受性が高く,42℃付近で殺細胞効果が現れることが知られている.このためがん温熱療法と温度応答性キャリアを組合せることは,がん化学療法において最も有効な治療法の一つとなりうる.ここでは,温度に応答して構造や物性を変化させる温度応答性高分子を解説するとともに,これを利用した温度応答性キャリアについて紹介する.

(1) DDS 材料としての温度応答性高分子

周囲の温度環境に応答して溶媒に対する溶解性が変化する温度応答性高分子が知られている.これらの高分子には,下限臨界溶液温度 (lower critical solution temperature, LCST) を境に低温側で溶解し,高温側で不溶となるものと,逆に上限臨界溶液温度 (upper critical solution temperature, UCST) を境に低温では不溶,高温では溶解するものがある.バイオマテリアルや DDS 研究では,LCST 型高分子がよく利用されており,温度応答性マテリアルの構成成分として 1980 年代以降活発に研究されている[12].

LCST 型高分子の代表例として,(a) ポリ(N-アルキル置換アクリルアミド)[13],(b) ポリ(N-ビニルアルキル置換アミド)[14],(c) ポリビニルアルキル置換エーテル[15],(d) ポリ(2-アルキル置換オキサゾリン)[16],(e) ポリ[オリゴ(エチレングリコール)メタクリレート][17] などが挙げられる (図 **4.7**).この中で,ポリ(N-イソプロピルアクリルアミド) (PIPAAm) は水中で体温近傍に LCST (32 ℃) をもつことから,バイオマテリアルや DDS の分野で最も広く利用されている代表的な温度応答性高分子である[18, 19].PIPAAm は LCST 以下では,高分子鎖は水和して引き延ばされ,ランダム

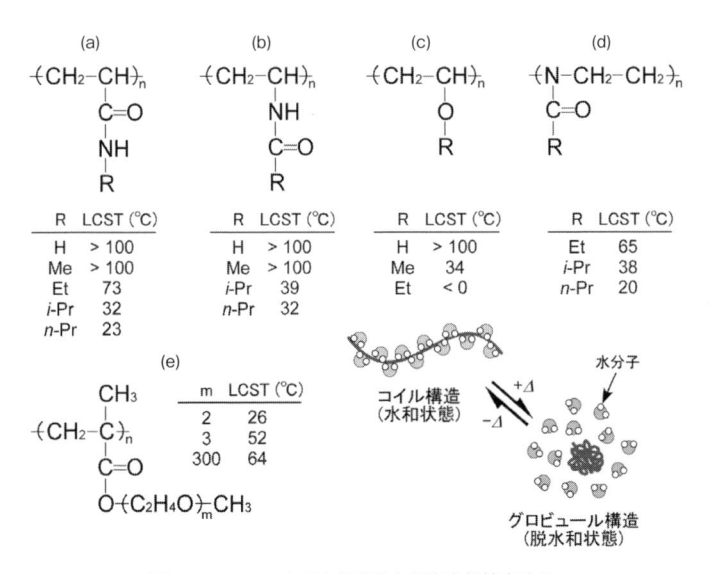

図 **4.7** LCST を示す代表的な温度応答性高分子.

コイル状の構造をとる.逆に LCST 以上まで昇温すると脱水和を起こし,疎水性相互作用により高分子鎖が凝集したグロビュール状態となる.

温度応答性高分子の LCST 制御は,至適温度で物性・構造が変化する DDS 材料を設計する場合にきわめて重要な要素の一つとなる.LCST の代表的な制御法として,共重合するモノマーの性質とその共重合率を調整するものがある [20].PIPAAm 主鎖に親水性の N,N-ジメチルアクリルアミド (DMAAm) を共重合したものは,その組成の増加とともに高温側に LCST がシフトする.一方,疎水性モノマーであるブチルメタクリレート (BMA) との共重合体では,BMA 組成の増加にともに低温側にシフトさせることができる(図 4.8).

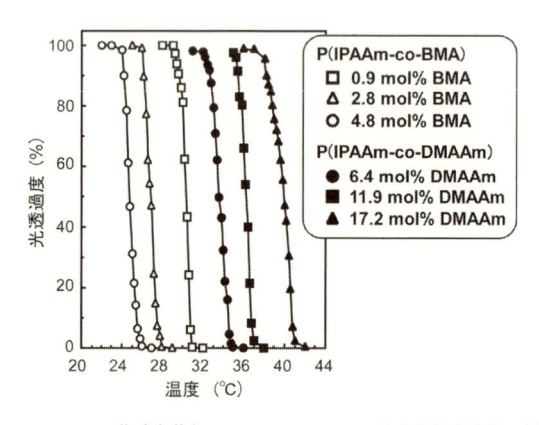

図 4.8 IPAAm-BMA 共重合体と IPAAm-DMAAm 共重合体水溶液の温度変化に対する光透過度変化.
出典:Y.G. Takei, T. Aoki, K. Sanui, N. Ogata, T. Okano and Y. Sakurai : *Bioconjugate Chem.*, **4**, 341 (1993).

(2) 温度応答性ポリペプチド–薬物複合体

アミノ酸の繰り返し構造により温度応答性のポリペプチドを人工的に設計することができる.中でもエラスリン様ポリペプチド (elastin-like polypeptide, ELP) は系統的に研究されているものの一つである.ELP は,五つのアミノ酸配列 X-Gly-Val-Pro-Gly (XGVPG, X は P 以外のアミノ酸残基)の任意の繰り返し配列により LCST を制御することができる [21].ELP は遺伝子工学的手法により調製するため,ラジカル重合などで得られる合成

高分子と異なり，分子量が均一であることも特徴の一つである．またカルボキシル基やアミノ基などを有するアミノ酸残基をペプチド配列中に含有することで，C および N 末端以外の側鎖にも反応官能基を導入することが可能である．

40 ℃付近に LCST を示す ELP（分子量 59200, X; V:G:A=5:3:2）を高分子型キャリアとして利用することで，局所加温療法により部位特異的集積性と薬物放出の促進を考慮したシステムが検討されている[22,23]．扁平上皮がん細胞など培養がん細胞に対して，温度変化による ELP の細胞内移行量の違いについて蛍光標識 ELP を用いて評価したところ，温熱療法で最適とされる 42 ℃において，細胞内への取り込みが生理的温度（37 ℃）と比

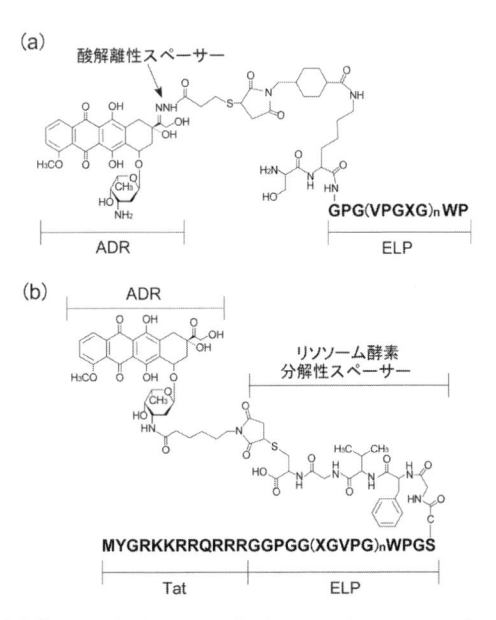

図 4.9 温度応答性ポリペプチド (ELP) 型アドリアマイシン (ADR) キャリアの化学構造．(a) ELP-ADR 複合体（低 pH 応答性薬物放出型），(b) 細胞透過性ペプチド導入型 ELP-ADR 複合体（リソソーム酵素分解性薬物放出型）．
出典：(a) A. Chilkoti, M.R. Dreher, D.E. Meyer and D. Raucher : *Adv. Drug Deliv. Rev.*, **54**, 623 (2002).
(b) G.L. Bidwell, I. Fokt, W. Priebe and D. Raucher : *Biochem. Pharmacol.* **73**, 620 (2007).

較して，2倍以上向上することが明らかとなった[22]．この高分子は 40 ℃付近で水に対して不溶化し，高分子凝集体を形成する．この凝集体が細胞表面に疎水性相互作用により吸着し，主に 100nm 程度のものが細胞内に取り込まれていると考えられている．しかしながら，細胞種によっては細胞内への取り込み量は温度変化でそれほど増大しないこともわかっており，これを改善するために細胞透過性ペプチド Tat を ELP に導入した系についても提案されている[23]．ELP-薬物複合体の分子設計として，N 末端あるいは側鎖に導入したリジン残基のアミノ基に酸解裂型のヒドラゾン型スペーサー（4.2.3 節で解説する）を介して ADR を導入したものが検討されている[22]．また，細胞内リポソーム酵素の基質ペプチド (GFLG) を介して ADR を担持させたものについても報告されている[23]．いずれの場合も，エンドサイトーシス経由で細胞内に取り込まれた後に，細胞内リソソーム環境において高分子鎖から薬物が放出されるように設計されている（図 4.9）．

(3) 温度応答性リポソーム

1960 年代に脂質二分子膜構造からなるリポソームが発見されて以来，これを薬物キャリアとして利用する DDS 製剤開発が精力的に展開されてきた．1980 年代後半に入り，ポリエチレングリコール (PEG) 修飾によるステルス化技術が確立するとともに，高分子とリポソームの複合化技術が検討され，現在では機能性リポソームの開発がより活発化している．

温度変化により内包薬物の放出速度を制御するリポソーム型キャリアは，膜構造を不安定化させる方法論から二つに大別される．古くから検討されてきたものはリポソーム膜を構成するリン脂質のゲル-液晶転移現象を利用したものであり，1970 年後半に Yatvin らによって検討されたものである[24]．このリポソームは，ジパルミトイルホスファチジルコリン (DPPC) とジステアロイルホスファチジルコリン (DSPC) を 3:1 の比率で混合して膜形成させたもので，41 ℃付近に相転移温度を有する．薬物をリポソームの中に封入し，標的組織近傍への熱刺激によりリン脂質膜の相転移を生起させる．この結果，膜の透過性が向上し，薬物放出が促進される（図 4.10(a)）．しかしながら，DPPC を主成分とするリポソームでは，相転移による膜構造変化が小さいことと鋭敏ではないという問題点もある．最近では，血中滞留性が向上した温度応答性リポソーム型製剤（ThermoDox®）が Celsion 社により開発され，ラジオ波焼灼療法による加温との併用による再発胸壁

部乳がんや大腸がん肝転移治療がグローバル臨床試験中である.

一方,LCST 型の温度応答性高分子をリポソームに複合化した機能化リポソームについても検討されている [25]. このタイプのリポソームでは,温度応答性高分子鎖の相転移によりリポソームの膜構造を劇的に変化させることが期待できる.グラフトした温度応答性高分子鎖は,LCST 以下の温度では親水性を示すために安定な二分子膜構造を形成する.逆に,LCST 以上まで昇温すると,脱水和による急激な高分子鎖の凝集により膜構造に機械的なひずみが生じる.この力学的作用が膜構造の不安定化を生起し,内包薬物の放出を促進することができる(図 4.10(b)).河野らは,リポソー

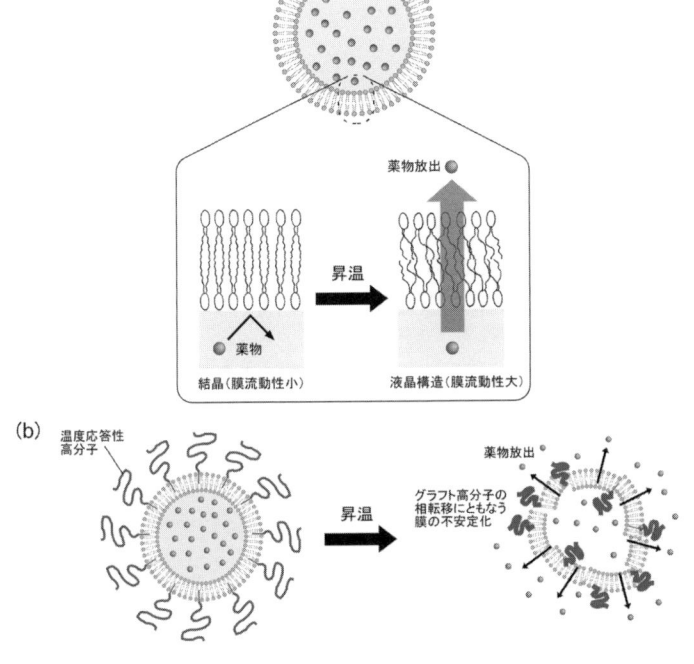

図 4.10 温度応答性リポソーム型キャリアの薬物放出制御システム.(a) 脂質膜の相転移を利用した薬物放出制御,(b) グラフト温度応答性高分子の相転移現象を利用した薬物放出制御.

ム修飾する高分子として，40 ℃付近で相転移するポリ［(2-エトキシ) エトキシエチルビニルエーテル］(PEOEOVE) と疎水性アンカーとして作用するポリ(オクタデシルビニルエーテル)からなるブロック共重合体を用いている [26]．PEOEOVE は PIPAAm と比較して高い疎水性ドメインを形成することがわかっており，より鋭敏な温度応答性をリポソームに付与できる．

(4) 温度応答性高分子ミセル型キャリア

温度応答性高分子鎖を有するブロック共重合体から高分子ミセルを形成させると，ミセル構造の安定性を温度変化で制御できる．これにより内包した薬物の放出速度をコントロールすることが検討されている．温度応答性高分子ミセルは，内核あるいは外殻のどちらに温度応答性を付加するかで大きく二つに分類される．

ミセル内核の構成成分に LCST 型の温度応答性高分子を用いることで，温度応答性の内核をもつ高分子ミセルを設計することができる [27]．このミセルでは，LCST 以下の温度で疎水性凝集した内核が疎水性から親水性に変化し，速やかなミセル構造の崩壊により内包薬物の鋭敏な放出が期待できる（図 4.11(a)）．しかしながら，このミセルをキャリアとして治療に利用する場合には標的部位の温度を局所的に下げる必要がある．このため，適用範囲が表層に存在する浅部組織や血管系に限定される．また内核を構成する温度応答性高分子はそれほど高い疎水性を有していないため，効率的に疎水性薬物を封入することが難しい．

一方，ミセル外殻を温度応答性高分子鎖で構成することで，温度変化で外殻の性質が変化する高分子ミセルを作製できる．外殻を構成する温度応答性高分子鎖は LCST 以下では高分子鎖が水和しているために安定なミセル構造を形成し，正常細胞や組織との非特異的な相互作用を抑制することが期待できる．逆に LCST 以上まで昇温すると，温度応答性高分子鎖が親水性から疎水性に変化し，高分子ミセルの構造変化に伴う薬物放出の制御が実現できる（図 4.11(b)）．

岡野らのグループは，PIPAAm 誘導体と種々の疎水性高分子からなるブロック共重合体を用いて，温度応答性高分子ミセルの薬物キャリアへの応用を検討してきた [28,29]．ミセル外殻の相転移により内核からの薬物放出を促進するためには，内核を構成する疎水性高分子鎖の物理化学的特性を考慮する必要がある．ミセルに内包した ADR の放出速度の温度依存性を評

(a) 内核にLCSTを示す高分子ミセル

ミセル構造が崩壊

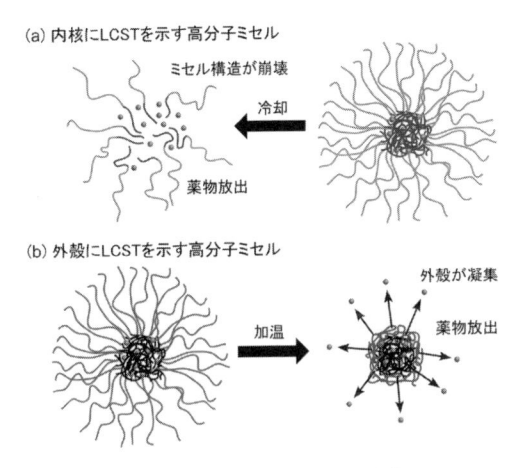

冷却

薬物放出

(b) 外殻にLCSTを示す高分子ミセル

外殻が凝集

加温

薬物放出

図 4.11 温度応答性高分子ミセル型キャリアの薬物放出制御システム．(a) 温度応答性内核を有する高分子ミセル，(b) 温度応答性外殻を有する高分子ミセル．

価したところ，PIPAAm 外殻の LCST（32℃）よりも低いガラス転移温度（T_g）を有するポリブチルメタクリレート（PBMA）を内核とする高分子ミセルでは，LCST 以上の温度で薬物放出を促進することが可能であった（図 **4.12**）[28]．一方，ミセルの LCST よりも高い T_g を有するポリスチレン（PS）で内核を構成した場合では，温度変化に伴う顕著な薬物放出の促進は観察されていない．ミセルに内包した蛍光プローブ（ピレン）の蛍光スペクトルを測定したところ，柔軟な特性を示す PBMA でのみ，LCST 以上の温度で疎水性内核の極性が高くなった．この結果より，温度上昇に伴う外殻の相転移による機械的なひずみが疎水性内核への水分子の流入を生起し，薬物放出のためのチャネルを形成している可能性が考えられる．

また，外殻を構成する PIPAAm 鎖に DMAAm などの親水性モノマーを任意の比率で共重合することで，がん温熱療法と併用可能な 40℃付近に相転移温度を有する高分子ミセルを設計することが可能である[29]．このようなミセル型キャリアは，血中循環中には細胞・組織との相互作用が抑制され，EPR 効果によるがん組織に集積したのちに，患部組織を昇温させることで部位選択的に薬物を作用させることが期待できる．一方，ミセル外殻の相転移によりミセルの細胞内移行量が制御できることも確認されている．LCST 以下の 37℃では，ミセル外殻の高分子鎖が水和により血管

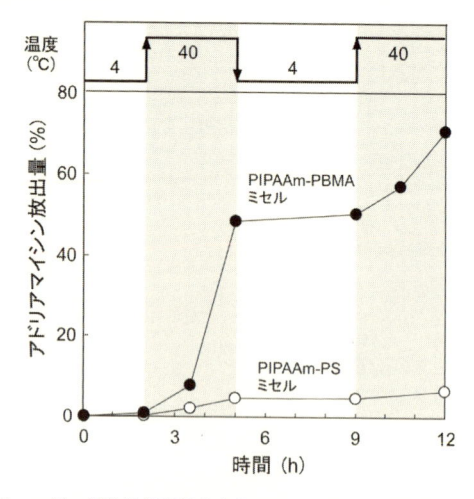

図 4.12 4℃と 40℃の段階的外部温度変化に対する温度応答性高分子ミセルからのアドリアマイシン (ADR) 放出速度変化.

出典：J.E. Chung, M. Yokoyama and T. Okano : *J. Controlled Release*, **65**, 93 (2000).

内皮細胞との相互作用が抑制される．これに対して，LCST 以上の 42℃では，ミセル表面が疎水性となり，細胞への吸着・取り込みが促進される．その結果，LCST 以上の温度では時間経過と共にミセルの取り込み量が増加することが明らかとなっている[30]．

4.2.3 pH 応答性システム

生体内の局所的な部位では，特有の pH 環境を形成することが知られている．例えば，血管から $100\mu m$ の距離にあるがん細胞は低酸素状態となっており，嫌気的解糖によって弱酸性環境が形成されている．また，細胞は細胞外の物質を小胞輸送によって内部に取り込むが，これを消化分解するリソソームや後期エンドソーム内は pH5.5〜6.0 の弱酸性環境となっている．これらの特異的な環境は，薬物を送達するべき標的になる．すなわち，低 pH 環境に応答する薬物キャリアを構築すれば，これらの標的細胞・組織においてより選択的に薬理効果を発現できるものと考えられる．

(1) 酸開裂型結合を利用したキャリア設計

低 pH 環境下で開裂する酸開裂型結合を介してキャリアとなる高分子と薬剤を連結した高分子–薬物複合体の開発が古くから研究されている.中でも,ヒドラゾン結合,アセタール結合や cis-アコニチル結合などをスペーサーとして利用したものは,細胞および動物実験で有用性が確認されている(図 **4.13**).

Gillies らは,アセタール結合を介して 5-フルオロウリジンとポリエチレングリコール (PEG) からなる高分子–薬物複合体を設計した(図 4.13 (a))[31].アセタール結合は,低 pH 環境において酸加水分解され,薬物が高分子から解離する.このため,pH5.0 付近の弱酸性条件においては,生理的条件 (pH7.4) よりも速やかに薬物を放出することがわかっている.

また片岡らは,ポリアスパラギン酸誘導体側鎖にヒドラジド基を導入し,ADR の C-13 位のカルボニル基との間でヒドラゾン結合を介して ADR を

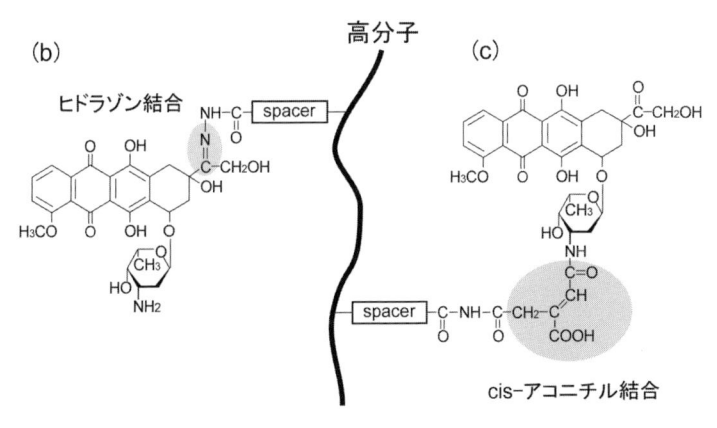

図 **4.13** 酸開裂型結合を利用した高分子–薬物複合体.

結合させた PEG ブロック共重合体を設計した[32]．このブロック共重合体は，ADR を内包した疎水性内核が親水性の PEG 外殻で覆われた pH 応答性高分子ミセルを形成する（図 4.14）．一般的にヒドラゾン結合には化学平衡が存在し，希釈により解離し薬物が放出されることがあり得るが，ミセル内核の疎水的な環境に ADR を濃縮させることで，希釈による効果を最小限にしている．このため，低 pH 環境において選択的にヒドラゾン結合が解離し，薬物がキャリアから放出される．このシステムでは，血中における薬物の漏出を抑制し，標的細胞に取り込まれたのち，リソソーム/エンドソーム内の酸性環境（pH5.5〜6.0）で選択的に ADR を放出するものと考えられる．この pH 応答性ミセル型キャリアは，担がんモデル動物実験において優れた抗がん活性を示すことが確認されている．一方，ブロック共重合体の PEG 末端に葉酸分子を導入することによって，葉酸レセプターが過剰発現したがん細胞に対する標的指向性を賦与した pH 応答性高分子ミセル型キャリアについても検討されている[33]．

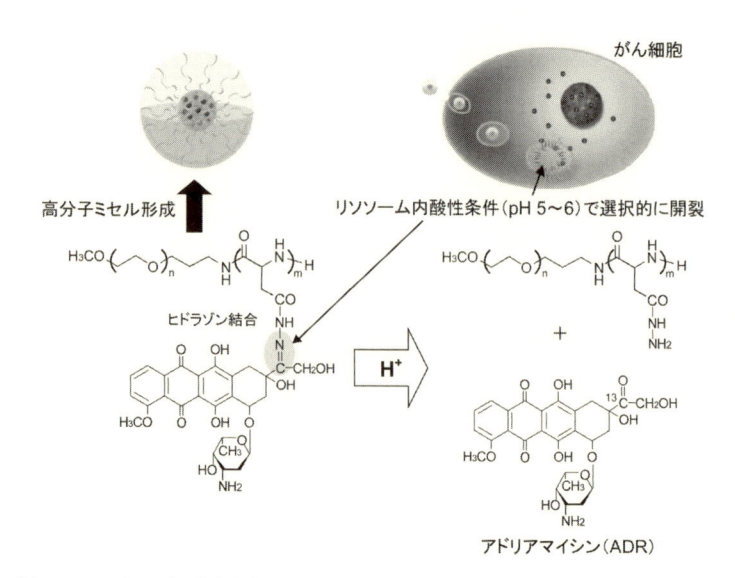

図 4.14 ヒドラゾン結合を利用した pH 応答性高分子ミセル型キャリアの概念.
出典：Y. Bae, N. Nishiyama, S. Fukushima, H. Koyama, M. Yasuhiro and K. Kataoka：*Bioconjugate Chem.*, **16**, 122 (2005).

(2) 酸環境下における構造変化を利用したキャリア設計

低 pH 環境において,薬物キャリアの内部構造の変化を誘起させることで,内包した薬物の放出を促進する方法論が開発されている.

サルファジメトキシン (SDM) は,弱酸性領域に $pK_a(=6.2)$ を有し,N^1-アミド結合部のプロトン化により高 pH 領域ではアニオン性を示すが,低 pH 側ではプロトン化により電荷が消失し,水に不溶となる.Bae らは,SDM オリゴマー (OSDM) をアセチル化プルランに導入することで pH 応答性ナノゲルを構築した[34].このナノゲルは,pH7.4 の生理的環境では 100nm 程度であるが,弱酸環境下(pH6.8 以下)になると OSDM ユニットが疎水化することでゲルが収縮し,内包した ADR をより速く放出することができる(図 4.15).

また長崎らは,ポリ[2-(N,N-ジエチルアミノ)エチルメタクリレート]か

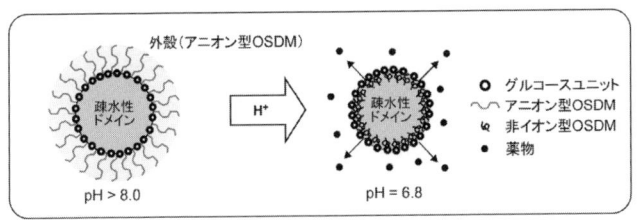

図 4.15 アセチル化プルラン–サルファジメトキシンオリゴマー (OSDM) を用いた pH 応答性ナノゲル.

出典:K. Na, K. H. Lee and Y. H. Bae : *J. Controlled Release*, **97**, 513 (2004).

らなるナノサイズのカチオン性架橋ゲルを PEG 層で取り囲んだ機能性ナノゲル粒子を報告している[35]．このナノゲルは，pH8.0 では約 80nm の粒子サイズを有するが，細胞内リソソームと同様の弱酸性条件下 (pH6.0) では，コアを構成するポリアミンのプロトン化に伴い膨潤し，160nm 程度まで増大する．このナノゲルの pH 応答能を利用して，低 pH 環境における ADR の放出速度の促進を実現している（図 4.16）．薬剤耐性を有するヒト肝がん (HuH-7) 細胞に作用させると，ADR 内包 pH 応答性ナノゲルの場合では，薬物単体と比較して顕著な細胞殺傷効果が見られた．薬剤耐性を獲得したがん細胞は，一般に細胞膜に P-糖タンパク質が過剰発現しており，細胞膜を透過した薬物を細胞外に排出するポンプ機能を担っている．ナノゲルは細胞内に取り込まれた後，細胞膜から離れた細胞内エンドソーム環境において薬物を効率良く放出するために薬物単体よりも高い細胞殺傷効果を発現したものと考えられている．

(3) 酸環境下における構造不安定化を利用したキャリア設計

pH 応答性高分子の複合化によってリポソームに pH 応答性機能を付加する試みが行われてきている．安定なリポソームに pH 応答性高分子を担持すると，pH に応じて高分子とリポソームとの相互作用を制御できることから，高い安定性と鋭敏な pH 応答機能を両立できる．リポソームに pH

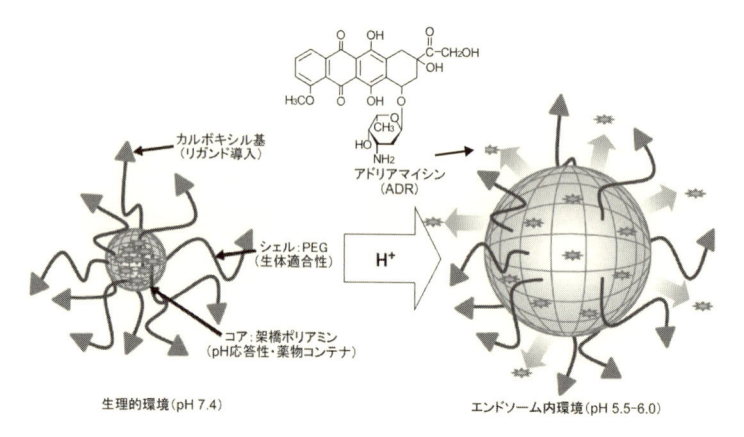

図 **4.16** pH 応答性 PEG 化ナノゲルの概念．
出典：M. Oishi, H. Hayashi, M. Iijimad and Y. Nagasaki : *J. Mater. Chem.*, **17**, 3720 (2007).

応答性を付加するために，これまでに用いられている主な高分子を図 **4.17** に示す．

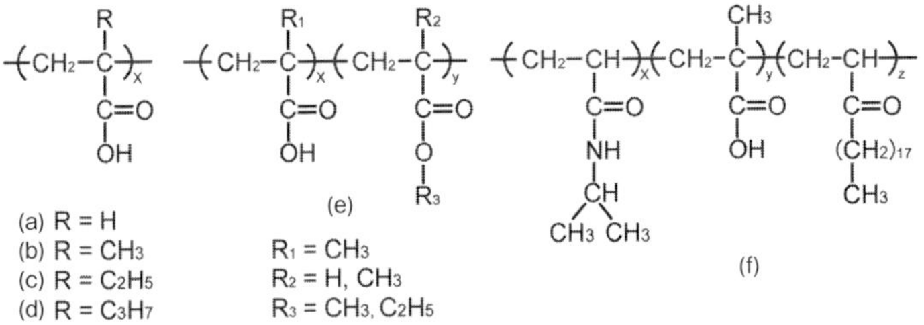

図 **4.17** リポソームに導入する代表的な pH 応答性高分子．

典型的な pH 応答性高分子としてポリ(カルボン酸)が挙げられ，脂質膜と相互作用して膜の相転移挙動に影響を与えることが知られている．例えば，これらの高分子の存在下では，低 pH 条件下において膜のゲル–液晶転移がブロードになる．中でも比較的疎水性度の高い側鎖をもつポリ(エチルアクリル酸) (PEAA) (図 4.17 (c)) は，脂質膜の相転移に強い影響を与える[37]．またこれらの高分子が脂質と相互作用する pH は，高分子側鎖の疎水性度と相関し，疎水性度の高い側鎖をもつほど，わずかな弱酸性環境においても脂質膜と相互作用する．卵黄ホスファチジルコリンで構成されたリポソームに PEAA を担持させると，中性では安定であるが，pH6.5 付近になると内包薬物を鋭敏に放出することができる[38]．

温度応答性を示す IPAAm-メタクリル酸 (MAA) 共重合体は，pH の低下とともに LCST が低下する．このような LCST の pH 依存性を利用してリポソームの膜構造の安定性を pH で制御することができる．IPAAm，MAA およびアクリル酸オクタデシルを 94:5:1 で共重合させた温度応答性高分子 (図 4.17 (f)) の LCST は，pH7.4 では 37 ℃以上であるが，pH6 以下では 37 ℃以下になる[39]．すなわち，この共重合体は，生理的環境 (37 ℃, pH7.4) では親水性であるが，弱酸性環境下では疎水性化する．この高分子鎖を修飾したリポソームは，中性条件では ADR を安定に保持するが，pH6 以下では即座に放出することができる[39]．

弱酸性環境下において，構造が不安定化する高分子ミセルについても報告されている．Kim らは，L-ヒスチジン (His) と L-フェニルアラニン (Phe)

共重合体鎖と PEG 鎖を連結したブロック共重合体を用いて,粒径が 200nm 程度の pH 応答性高分子ミセルを作製している [40]．このミセルは，弱酸性下において，内核を形成するポリ(アミノ酸)中に含まれるヒスチジン残基由来のイミダゾール基 ($pK_b = 6.5$) のプロトン化により内核の親水性が向上し，ブロック共重合体が解離する．このミセルの構造不安定化を利用して，細胞内エンドソーム環境における薬物の放出が可能となる．

4.2.4 光応答性システム

光は生体に対してマイルドな物理エネルギーの一つである．近年，レーザー装置などの医療デバイスの開発が急速に発展しており，光を利用したナノデバイスや薬物ターゲティングに関する研究が盛んになってきている．ここでは，光エネルギーと薬物キャリア技術の融合の観点から解説する．

(1) 光線力学療法のための DDS キャリア

光線力学療法 (photodynamic therapy, PDT) は重篤な副作用が少なく，低侵襲的治療法として注目を集めている．PDT では，光増感剤を全身投与し，標的とする腫瘍部位に薬物固有の励起波長の光を照射する．光照射された光増感剤は，不安定な励起状態となり，再び基底状態に戻る際に周囲に存在する酸素分子にエネルギーを与え，一重項酸素 ($^1O_2$) を生成する．生成した一重項酸素により細胞やミトコンドリアなどの膜構造は破壊され，患部組織に損傷を与えることができる．しかしながら，光増感剤自体は，腫瘍に対する特異性が高くないために，皮膚などの正常組織に集積した薬物に起因する光線過敏症や色素沈着などの皮膚症状を惹起する．また，光増感剤として知られるポルフィリン類化合物は，その化学構造から疎水性および π-π 相互作用により高濃度下で容易に凝集し，濃度消光現象により効率的な $^1O_2$ の産生が期待できない．このため，単に効率のよい薬物デリバリーを達成しても，必ずしも高い治療効果が望めるわけではない．

ポルフィリンを核とする樹状高分子（デンドリマーポルフィリン (DP)）は，立体の効果により高濃度領域においても濃度消光を誘起せず，優れた光力学効果を持続することが明らかとなっている．DP は，表面のイオン性官能基を利用して，反対の荷電をもつブロック共重合体との静電的相互作用によりポリイオンコンプレックス (PIC) を形成し，高分子ミセルに内包することができる（図 **4.18**）[41]．またデンドリマー構造に基づく中心色素

の凝集抑制効果により，光照射により周囲の酸素分子から効率的に $^1O_2$ を産生することが明らかとなっている．DP 内包ミセルは，エンドサイトーシスにより細胞内移行したのち，高濃度の $^1O_2$ を局所に発生させることができる．この結果，培養肺がん細胞では，DP 単独の 130〜280 倍の細胞殺傷効果を発現することが示されている．また粒子表面が親水性の PEG で取り囲まれた構造により，血中投与後は腎排泄や細網内皮系の細胞を中心とする正常細胞への取り込みを回避できる．さらに，EPR 効果を利用して

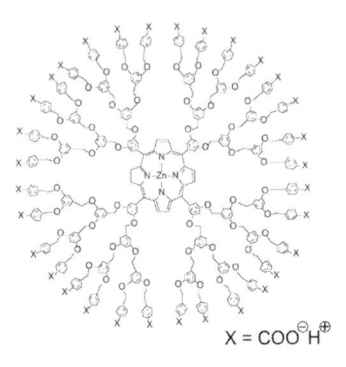

$X = COO^\ominus H^\oplus$

デンドリマーポルフィリン（DP）

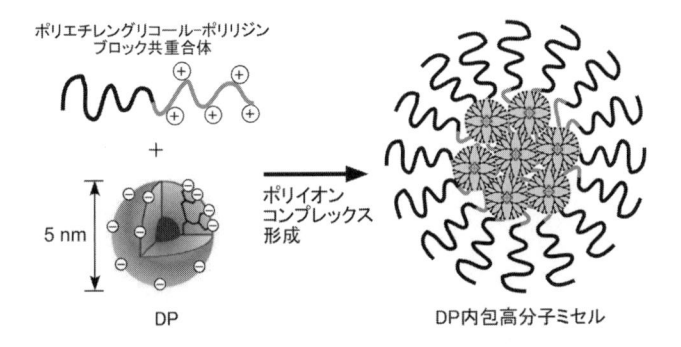

図 4.18　光線力学療法のためのデンドリマーポルフィリン内包高分子ミセル．
出典：W.-D. Jang, N. Nishiyama, G.-D. Zhang, A. Harada, D.-L. Jiang, S. Kawauchi, Y. Morimoto, M. Kikuchi, H. Koyama, T. Aida and K. Kataoka : *Angew. Chem. Int. Ed.*, **44**, 419 (2005).

固形がん部位に選択的に集積させることが可能となり，光線過敏症などの治療後の副作用を大きく低減させることが期待される．最近では，中途失明原因のトップである加齢黄斑変性症 (AMD) の治療においても PDT がきわめて有効な手段として注目されている．網膜の下から新生血管が発生することで網膜に損傷を与える症例は，より失明に至りやすいことが知られている．脈絡膜新生血管部は，固形腫瘍や炎症部位と同様に特徴的な高分子物質の集積効果が認められることから，高分子キャリアを利用した光増感剤の選択的なデリバリーの対象として期待される．ラット疾患モデルにおいて，DP 内包ミセルは効率的に脈絡膜の血管新生を阻害し，閉塞効果が持続することが確認されており，繰り返し治療を必要としない PDTによる AMD 治療への応用が期待される[42]．

(2) 近赤外光を用いる DDS

光を外部エネルギーとして用いる最大の欠点は組織浸透性が低いことにある．PDT で使用される波長光 (630～680nm) の組織浸透性は 1～2cm 程度であり，深部に行くにつれてそのエネルギーは減衰する．これは，メラニンなどの生体分子によって可視光が吸収されるためである．一方，近赤外領域はヘムタンパク質などの生体成分のもつ吸収領域（650nm 以下）と水の吸収領域（1000nm 以上）の間に相当する．このため，700nm 以上の近赤外光を利用することで深部組織まで外部からの光刺激を到達させることが期待できる．

近赤外領域の光照射を利用する DDS 材料として金ナノコロイドがある．金ナノシェルは，シリカ粒子をコアとして，金の薄膜層が取り囲む球状ナノ粒子である．粒子サイズとシェル層の厚みの比率によって，700～1100nm 範囲の異なるプラズモン共鳴波長を示すことがわかっている[43]．また，金ナノシェルに近赤外光を照射すると，吸収した光エネルギーを効率良く熱に変化する効果（フォトサーマル効果）を示す．West らは，PEG 修飾した金ナノシェルを担がんマウスに尾静脈投与後，腫瘍部位を近赤外光照射することにより，フォトサーマル効果による腫瘍増殖抑制とマウス生存率の向上に成功している[44]．

一方，特異な光学特性を示すことから注目されるコロイド粒子に金ナノロッドがある．金ナノロッドは，棒状の金ナノ粒子で，短軸方向に由来する 500nm 付近（可視光域）の吸収と長軸方向に由来する 800～1100nm 付近（近赤外域）の吸収をもつ（図 **4.19**）．この粒子もサイズや長軸/短軸

比を変えることで光学特性をチューニングでき,フォトサーマル効果も示す[45]. さらに近赤外域の光を励起光に用いて可視域の蛍光が観察できる二光子励起発光現象も起こるため,バイオイメージングやフォトサーマル治療のための新しい材料として期待されている.

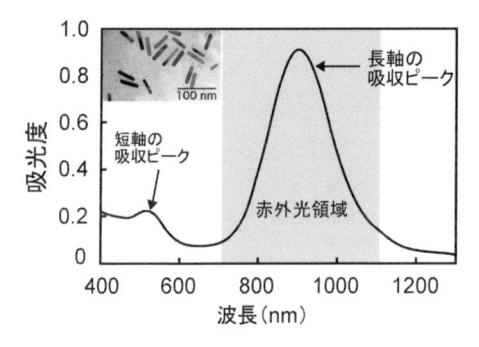

図 4.19 金ナノロッドの吸収スペクトルと電子顕微鏡写真.
写真およびデータ提供:新留琢郎博士

新留らは,血中滞留性の向上を目的とした PEG 修飾金ナノロッドを報告している[46]. PEG 修飾により粒子のゼータ電位はほぼ中性となる.マウスへの静脈に投与 6 時間後においても,約 30%が血中を循環しており,高い血中滞留性を示すことを明らかにした.また,担がんマウスの腫瘍内に金ナノロッドを局所投与し,そこへ近赤外光を照射することで,フォトサーマル効果による腫瘍の増殖抑制が確認されている.一方,相転移温度を 41℃にもつ IPAAm-アクリルアミド (AAm) 共重合体を金ナノロッドに修飾した温度応答性金ナノロッドについても報告している[47]. この金ナノロッドをマウス結腸がん (Colon 26) を左右の腹部に移植した担がんマウスに尾静脈投与した後,右腫瘍部位のみ近赤外光照射 (807nm, 3.8W/cm^2) した結果,照射した腫瘍組織に選択的に金ナノロッドが集積することが示された.近赤外光照射によるフォトサーマル効果で金ナノロッドが発熱し,シェル層である IPAAm-AAm 共重合体が疎水性に変化し,凝集する.その結果,腫瘍部位の毛細血管網への捕捉,あるいは疎水性相互作用により細胞・組織に吸着したためであると考えられている.将来的には,温度応答性高分子層に薬物を導入し,近赤外光照射による薬物放出機能を兼ね備

えた薬物キャリアとして応用することが検討されている.

(3) 光開裂性結合を利用した薬物キャリア

特定波長の光を照射することで解離する光開裂性結合を利用して,キャリアの構造不安定化を誘起し,内包薬物を放出するシステムが報告されている[48]).

Zhao らは,親水性の PEG 鎖と疎水性のポリ(1-ピレニルメタクリレート) (PPyMA) が連結したブロック共重合体から高分子ミセルを調製した (図 **4.20** (a)).この高分子ミセル溶液に 365nm の紫外光を照射すると,疎水性内核を形成する高分子鎖に存在するピレニルメチルエステル結合が光加溶媒分解し,1-ピレニルメタノールが遊離する.この結果,内核を構成していた高分子鎖が親水性のポリ(メタクリル酸) に変換され,ブロック共重合体の解離が起こる.一方,疎水性高分子鎖としてポリ(2-ニトロベンジルメチルメタクリレート) (PNBMA) を用いた場合には,2-ニトロベンジル基の光照射によるノリッシュ II 型の分子内転移反応により側鎖から 2-ニトソベンズルデヒドが解離し,ミセル構造の崩壊が生起される (図 4.20 (b)).いずれの場合においても,高分子ミセルに内包した蛍光色素を光照射により効率良く放出することが可能である.特に後者の系では,紫外光だけでなく,近赤外光の二光子吸収 (700nm) も利用することが可能である.このため,薬物キャリアと近赤外光照射を併用した薬物ターゲティングにも応用が期待される.

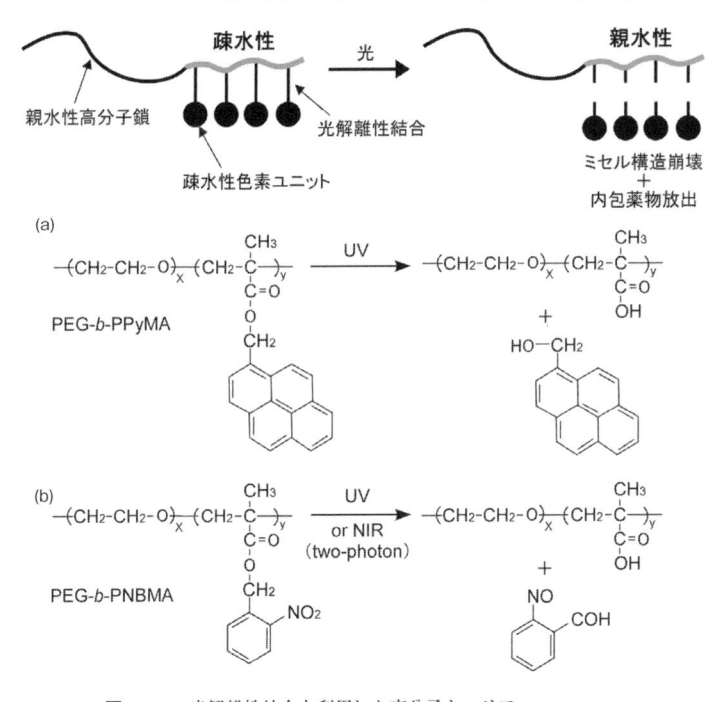

図 4.20 光解離性結合を利用した高分子キャリア．
出典：Y. Zhao：*The Chemical Record*, **7**, 286 (2007).

引用・参考文献

1) S.Y. Jeong, S.W. Kim, M.J.D. Eenink and J. Feijen： *J. Controlled Release*, **1**, 57 (1984).
2) K. Kataoka, H. Miyazaki, M. Bunya, T. Okano and Y. Sakurai： *J. Am. Chem. Soc.*, **120**, 12694 (1998).
3) R. Yoshida, Y. Kaneko, K. Sakai, T. Okano, Y. Sakurai, Y.H. Bae and S.W. Kim： *J. Controlled Release*, **32**, 97 (1994).
4) R. Duncan： *Nat. Rev. Cancer*, **6**, 688 (2006).
5) Y. Matsumura and H. Maeda： *Cancer Res.* **46**, 6387 (1986).
6) T. Okano, N. Yui, M. Yokoyama and R. Yoshida (Eds.)： "Advances in Polymeric Systems for Drug Delivery", Chap. 2, (Gordon and Breach Science Publishers, 1994).
7) J.-H. Kang, D. Asai, J.-H. Kim, T. Mori, R. Toita, T. Tomiyama, Y.

Asami, J. Oishi, Y. T. Sato, T. Niidome, B. Jun, H. Nakashima and Y. Katayama : *J. Am. Chem. Soc.*, **130**, 14906 (2008).

8) J. Oishi, K. Kawamura, J.-H. Kang, K. Kodama, T. Sonoda, M. Murata, T. Niidome and Y. Katayama : *J. Controlled Release*, **110**, 431 (2006).

9) K. Kawamura, J. Oishi, J.-H. Kang, K. Kodama, T. Sonoda, M. Murata, T. Niidome and Y. Katayama : *Biomacromolecules*, **6**, 908 (2005).

10) L.-Y. Tang, Y.-C. Wang, Y. Li, J.-Z. Du and J. Wang : *Bioconjugate Chem.*, **20**, 1095 (2009).

11) Y. Kakizawa, A. Harada and K. Kataoka : *J. Am. Chem. Soc.*, **121**, 11247 (1999).

12) X.S. Wu, A.S. Hoffman and P. Yager : *Polymer*, **33**, 4659 (1992).

13) Y.H. Bae, T. Okano and S.W. Kim : *J. Polym. Sci. Part B: Polym. Phys.*, **28**, 923 (1990).

14) K. Suwa, K. Morisita, A. Kishida and M. Akashi : *J. Polym. Sci., Part A: Polym. Chem.* **35**, 3087 (1997).

15) R.A. Horne, J.P. Almeida, A.F. Day and N.-T. Yu : *J. Colloid Interface Sci.*, **35**, 77 (1971).

16) C. Diab, Y. Akiyama, K. Kataoka and F.W. Winnik : *Macromolecules*, **37**, 2556 (2004).

17) J.-F. Lutz : *J. Polym. Sci., Part A: Polym. Chem.* **46**, 3459 (2008).

18) M. Heskins and J.E. Guillet : *J. Macromol. Sci. Chem.*, **A2**, 1441 (1968).

19) H.G. Schild : *Prog. Polym. Sci.*, **17**, 163 (1992).

20) Y.G. Takei, T. Aoki, K. Sanui, N. Ogata, T. Okano and Y. Sakurai : *Bioconjugate Chem.*, **4**, 341 (1993).

21) D.W. Urry, C.H. Luan, T.M. Parker, D.C. Gowda, K.U. Prasad, M.C. Reid and A. Safavy : *J. Am. Chem. Soc.*, **113**, 4346 (1991).

22) A. Chilkoti, M.R. Dreher, D.E. Meyer and D. Raucher : *Adv. Drug Deliv. Rev.*, **54**, 623 (2002).

23) G.L. Bidwell, I. Fokt, W. Priebe and D. Raucher : *Biochem. Pharmacol.* **73**, 620 (2007).

24) M.B. Yatvin, J.N. Weinstein, W.H. Dennis and R. Blumenthal : *Science*, **202**, 1290 (1978).

25) K. Kono : *Adv. Drug Delivery Rev.*, **53**, 307 (2001).

26) S. Aoshima and S. Sugihara : *J. Polym. Sci., Part A: Polym. Chem.* **38**, 3962 (2000).

27) K. Kono, T. Murakami, T. Yoshida, Y. Haba, S. Kanaoka, T. Takagishi and S. Aoshima : *Bioconjugate Chem.*, **16**, 1367 (2005).

28) I.M. Hanse, M.D.C. Topp, P.J. Dijkstra and J. Feijen : *J. Controlled Release*, **64**, 273 (2000).

29) J.E. Chung, M. Yokoyama and T. Okano : *J. Controlled Release*, **65**, 93 (2000).
30) M. Nakayama, T. Okano, T. Miyazaki, F. Kohori, K. Sakai and M. Yokoyama : *J. Controlled Release*, **115**, 46 (2006).
31) J. Akimoto, M. Nakayama, K. Sakai and T. Okano : *Biomacromolecules*, **10**, 1331 (2009).
32) E. R. Gillies, A. P. Goodwin and J. M. J. Fréchet : *Bioconjugate Chem.*, **15**, 1254 (2004).
33) Y. Bae, N. Nishiyama, S. Fukushima, H. Koyama, M. Yasuhiro and K. Kataoka : *Bioconjugate Chem.*, **16**, 122 (2005).
34) Y. Bae, W.-D. Jang, N. Nishiyama, S. Fukushima and K. Kataoka : *Mol. BioSyst.*, **1**, 242 (2005).
35) K. Na, K. H. Lee and Y. H. Bae : *J. Controlled Release*, **97**, 513 (2004).
36) M. Oishi, H. Hayashi, M. Iijimad and Y. Nagasaki : *J. Mater. Chem.*, **17**, 3720 (2007).
37) K. Seki and D.A. Tirrell : *Macromolecules*, **17**, 1692 (1984).
38) M. Maeda, A. Kumano and D.A. Tirrell : *J. Am. Chem. Soc.*, **110**, 7455 (1988).
39) J.C. Laroux, E. Roux, D.L. Garrec, K. Hong and D.C. Drummond : *J. Controlled Release*, **72**, 71 (2001).
40) G.M. Kim, Y. H. Bae and W. H. Jo : *Macromol. Biosci.*, **5**, 1118 (2005).
41) W.-D. Jang, N. Nishiyama, G.-D. Zhang, A. Harada, D.-L. Jiang, S. Kawauchi, Y. Morimoto, M. Kikuchi, H. Koyama, T. Aida and K. Kataoka : *Angew. Chem. Int. Ed.*, **44**, 419 (2005).
42) R. Ideta, F. Tasaka, W.-D. Jang, N. Nishiyama, G.-D. Zhang, A. Harada, Y. Yanagi, Y. Tamaki, T. Aida and K. Kataoka : *Nano Lett.*, **5**, 2426 (2005).
43) L. R. Hirsch, A. M. Gobin, A. R. Lowery, F. Tam, R. A. Drezek, N. J. Halas and J. L. West : *Ann. Biomed. Eng.*, **34**, 15 (2006).
44) D. P. O'Neal, L. R. Hirsch, N. J. Halas, J. D. Payne and J. L. West : *Cancer Lett.*, **209**, 171 (2004).
45) 新留琢郎, 塩谷淳, 秋山泰之, 大賀晃, 野瀬圭介, D. Pissuwan, 新留康郎: *YAKUGAKU ZASSHI*, **130**, 1671 (2010).
46) T. Niidome, M. Yamagata, Y. Okamoto, Y. Akiyama, H. Takahashi, T. Kawano, Y. Katayama and Y. Niidome : *J. Controlled Release*, **114**, 343 (2006).
47) T. Kawano, Y. Niidome, T. Mori, Y. Katayama and T. Niidome : *Bioconjugate Chem.*, **20**, 209 (2009).
48) Y. Zhao : *The Chemical Record*, **7**, 286 (2007).

第5章

遺伝子治療とDDS

5.1 薬物治療におけるパラダイムシフト

5.1.1 低分子医薬品からバイオ医薬品へ

　われわれが日常的に使用している薬物の大部分は低分子有機化合物である．1899年に世界最古の合成医薬品アスピリンが発売されてから，100年以上の歴史があり，蓄積された膨大な研究データと経験は，現在も低分子有機化合物を世界の製薬会社の主力として君臨させている．低分子有機化合物は工場での安定した大量生産が容易であり，保存安定性も高いことから治療費を安くでき，多くの販売が期待できる．これらの利点は，企業側の観点（利益追求）から考えると最も利益を生みやすく，開発を容易（決して医薬品開発が簡単というわけではない）にさせている．一方で1970年代の遺伝子組換え技術の実用化を機にタンパク質の大量生産が可能になった．さらに低分子有機化合物では治療できない疾患や候補化合物の枯渇といった問題に直面したことから，次世代医薬品としてタンパク質製剤いわゆるバイオ医薬品が欧米を中心に急速に発展してきた．第一号は1982年のヒトインスリンであり，日本でも1985年に最初のバイオ医薬品として認可されている．代表例としてホルモン剤であるエリスロポエチンやサイトカインである顆粒球コロニー刺激因子(G-CSF)などがあり，これらは"第一世代バイオ医薬品"と総称される．近年，さらにバイオ医薬品の開発が進められ，"第二世代バイオ医薬品"である抗体医薬がその売上を急速に伸ばしている．抗体医薬は分子標的薬の代表であり，標的タンパク質を特異的に認識し，その働きを効果的に阻害する．1987年にFDAにより認可されたハーセプチン®（一般名トラスツズマブ）は，腫瘍細胞の増殖に関与

するHER2を標的としており,現在ではHER2過剰発現転移性乳がんの第一選択薬となっている.2010年の世界の医薬品売上を見てみると,上位20品目の内,8品目がバイオ医薬品であり,そのうち5品目が抗体医薬品である(セジテム・ストラテジックデータ株式会社の調査による).低分子医薬品の売上伸び率は4.3%であるのに対し,バイオ医薬品は11.8%であった.特にがんやリウマチを対象とした医薬品のトップは抗体医薬で占められており,これらの分野は低分子医薬品では十分な効果が得られなかった疾患(アンメットメディカルニーズ)である.またレミケード®などの抗体薬品は希少疾病用医薬品の認定を受けており,市場規模が小さいにもかかわらず,40億ドル以上の売上を誇りブロックバスターとなっている.さらには低分子医薬品の特許切れも相まって,ここ数年で大手製薬会社のビジネスモデルがバイオ医薬品開発へと大きくシフトし,まさに医薬品開発・薬物治療にパラダイムシフトが起こったと言えよう.

5.1.2 次世代医薬

低分子有機化合物からタンパク質製剤である抗体医薬へとパラダイムシフトが起こり,医薬品開発が次のステージに移行した.一方で抗体医薬の次の医薬品・治療として核酸医薬と遺伝子治療が控えている.核酸医薬とはDNAやRNA自身が薬理効果を示すもので主にmRNAの機能を阻害する.遺伝子治療は核酸医薬と作用機序が全く異なり,特定の遺伝子そのものをDNAとして体内に導入し,機能をもったタンパク質が体内で生産される.このような抗体医薬・核酸医薬・遺伝子治療の流れはセントラルドグマに逆行しており,人類の科学技術の進歩が生物の源である遺伝子にまで到達しつつあると言えるのではないだろうか.この節では核酸医薬品として特にsiRNA医薬品開発と,遺伝子治療について概説する.

5.1.3 核酸医薬

抗体医薬は低分子医薬と比べて標的との特異性が高く,切れ味も良いとされているが,タンパク質製剤であるため大量生産が困難で原価が高く経口投与できないという課題がある.そのような背景や分子生物学の発展に伴い,核酸を用いた医薬品が次世代医薬として注目されている.核酸医薬はDNAやRNAなどの核酸を医薬品として利用するというもので,高い

特異性と大量合成が可能という低分子医薬品と抗体医薬品の利点を兼ね備えた医薬品として期待が集まっている．核酸医薬品はアンチセンス，アプタマー，siRNA，miRNA，デコイに分類される．特に siRNA は核酸医薬開発において最もホットな領域であり，2006 年の RNA 干渉の発見によるノーベル生理学賞の受賞も記憶に新しい．1998 年 Fire らによって，線虫に 500〜1000 bp の二本鎖 RNA を導入すると配列特異的に mRNA の発現を抑制できる，RNA 干渉 (RNAi) が報告された[1]．また 2001 年に短鎖二本鎖 RNA (siRNA) を導入することにより RNAi が起こることが報告されると[2]，2004 年には siRNA を用いた加齢性黄斑変性症 (AMD：age-related macular degeneration) に対する臨床試験が行われるといった異例の速さで研究が進んだ．siRNA は血中ヌクレアーゼによる分解および腎臓で速やかな排泄が起こるため，局所投与による臨床試験に限られていたが，2008 年には Calando 社がシクロデキストリン含有ポリマーで構成されたナノ粒子 (RONDEL) を用いた全身投与による肝がんを標的とした臨床試験を開始した．さらに 2009 年には Alnaylam 社がリポソーム (SNALP)，Silence 社もリポソーム (AtuPLEX) を用いた全身投与による臨床試験を開始し，デリバリーシステムを用いた臨床試験が本格的に動き出した．

5.1.4 遺伝子治療

遺伝子治療は治療用遺伝子を細胞に導入し，目的遺伝子の補充や疾患関連遺伝子の置換・修正等を行うことで，目的遺伝子の本来の働きを回復し治療する方法である．遺伝子治療は遺伝性疾患のみならず，生活習慣病やがんといった難治性の疾患に関しても有効な治療法になりうると期待されている．核酸医薬とは異なり，遺伝子治療の歩みは非常にゆっくりとしたものだった．実は遺伝子治療という考え方が生まれたのはセントラルドグマが発見されて間もない頃であり，1968 年の論文において Lederberg が初めて発表した．その後，1960 年代後半から 1970 年代前半にかけて遺伝子治療は論文や学会で数多く取り上げられるようになった．ヒト遺伝子治療の最初の試みは Rogers らによるショープパピローマウイルスのアルギナーゼ欠損症患者への投与であった．これはショープパピローマウイルスがアルギナーゼ遺伝子を含んでいるという研究に基づき行われたものであったが，患者のアルギニンレベルに何ら影響を及ぼさなかったという結果に終

わった．セントラルドグマが発見されて速やかに遺伝子治療の考えが導かれたのにもかかわらず，無計画な研究により発展は遅れてしまった．しかしながら，遺伝学や組み換え DNA 技術，ウイルスベクターや物理的な遺伝子導入技術の発展により，近年加速度的な発展を遂げている．1989 年には米国で悪性黒色腫の患者に対してレトロウイルスベクターを用いて遺伝子導入したリンパ球の投与が実施され，ヒトに対する遺伝子治療が開始された．さらに 1990 年には同じく米国で，重症免疫不全症の一種であるアデノシンデアミナーゼ (ADA) 欠損症患者に対してレトロウイルスベクターを用いて ADA 遺伝子を導入した自己リンパ球を戻すという初の臨床試験が行われた[3]．1995 年には日本においても ADA 欠損症に対する遺伝子治療が行われた．2011 年 6 月の段階で 1700 件以上の臨床試験が全世界で行われている[4]．その 64.6％ががんに対する臨床試験で，循環器疾患 (8.5%)，単一遺伝子疾患 (8.3%)，感染症 (8.1%) と続く．現在，臨床で使用されているのは，2003 年に中国で認可された p53 遺伝子をコードするアデノウイルスベクターを使用したジェンディシン®のみである．

5.1.5 不可欠な DDS

1998 年に初の核酸医薬品ヴィトラミューン®（アンチセンス）が承認され，2004 年には RNA アプタマーであるマキュジェン®が承認された．しかしながら，ヴィトラミューン®は既に販売中止となっており，現在は上市されている核酸医薬はマキュジェン®のみである．加えて競合品の抗体医薬の発売により，急速に売上を減らしており，医薬品市場における核酸医薬品の状況は非常に厳しいと言える．さらに臨床試験を実施したがドロップアウトした数も多く，有効性を証明できなかったという場合が多数を占めている．ここにきて siRNA に関しても Alnaylam 社と資本業務提携をしていた Roche 社の核酸医薬からの完全撤退，Novartis 社の Alnaylam 社との提携終了，Merck 社の siRNA 医薬から miRNA 医薬開発へのシフト，Pfizer 社は核酸医薬開発ユニットを解散させるなど，メガファーマの相次ぐ siRNA 医薬品開発からの撤退により，急速に冷めつつある．これらの原因は，DDS 技術の問題が大きな要因であると考えられている．siRNA の有用性と期待に DDS 技術が追いついていなかったのであろう．今後，siRNA 医薬品開発において最終的な導出先としてメガファーマを想定する

ことが難しくなり，開発が困難になっていくと予想されるが，siRNAを含めた核酸医薬の未来を左右するのは画期的なデリバリーシステムであることは間違いないだろう（図 5.1）．

治療用の遺伝子をそのまま投与しただけでは，その遺伝子はほとんどの場合機能しない．遺伝子(DNA)は生体内では分解されやすく，かつ細胞への導入効率が非常に悪い．それ故，遺伝子を運ぶための運び屋（ベクター，キャリアあるいはデリバリーシステム）が不可欠である．その種類はウイルスベクターと非ウイルスベクターに大別される．臨床試験のうち，68.8%がウイルスベクター，18.7%が naked DNA，6.4%が非ウイルスベクターを用いたものである（2011年6月）[4]．ウイルスベクターはウイルス自身がもつ感染力を利用し，細胞内に遺伝子を送達させる．ウイルスベクターの有効性は多く報告されているが，ウイルスが故の有害事象も報告されている．ウイルス由来のタンパク質による免疫応答，ウイルスゲノムが染色体に組み込まれることによる他の遺伝子への影響，ウイルスの増殖や変異などであり，実際，1999年に米国ペンシルベニア大学においてアデノウイルスベクターによる遺伝子治療を受けた際に大量投与が原因で死亡する事故が起こった．また2002年にフランスにおいてもレトロウイルスベクターを用いた遺伝子治療の結果，細胞のがん化・白血病の発症が確認された．こ

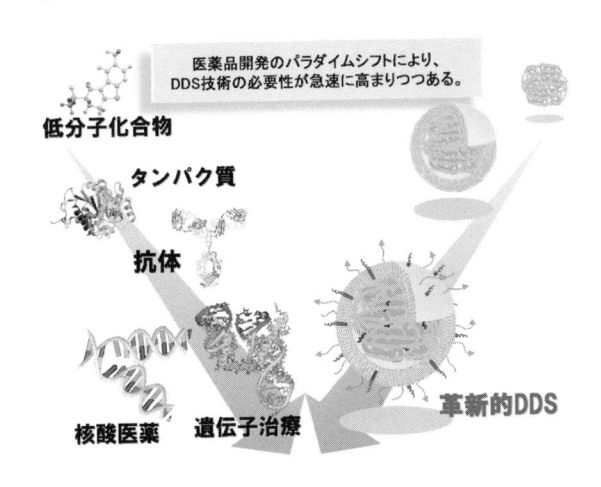

図 5.1 医療品開発のパラダイムシフトに伴う革新的 DDS 技術への期待．

れらの問題点を克服するための様々な工夫が行われているものの，実用化には慎重な姿勢がとられている．一方で，非ウイルスベクターはウイルスベクターと比較して調製が容易で大量に調製可能であることから生産面で有利であり，免疫原性や病原性がないため安全面でも優れているとされている．しかしながら，遺伝子導入効率や発現の持続性はウイルスベクターに大きく劣っているという決定的な問題点から臨床試験での使用例は少ない．それ故，遺伝子治療の分野においても優れた人工デリバリーシステムの開発は不可欠なものとなっている．

5.2 細胞内動態制御法

非ウイルスベクターを用いた遺伝子治療や核酸医薬開発を実現するためには，組織および細胞特異的ターゲティング技術の開発に加え，細胞内動態制御技術の開発が不可欠である．例えば，遺伝子治療に用いる DNA は核に送達されてはじめて効果を発揮する．また核酸医薬の代表である siRNA は細胞質で働く．このように核酸を用いた治療戦略では"いかに効率良く核酸を目的オルガネラに送達させるか"，そのための細胞内動態制御が重要な開発課題に挙げられている．本節では最新の知見を含めた細胞取り込み機構および細胞内輸送機構の紹介と核酸医薬のための細胞質送達戦略，遺伝子治療のためのオルガネラターゲティング戦略（核・ミトコンドリア）について言及する．（図 5.2）

5.2.1 細胞への取り込み

標的細胞への結合も含めた取り込み過程は，その後のデリバリー効率に大きく影響を与える．細胞の取り込み機構はエンドサイトーシスと呼ばれ，細胞種によりファゴサイトーシス (phagocytosis) とピノサイトーシス (pinocytosis) の二つに大別される．ファゴサイトーシスは好中球，マクロファージ，樹状細胞といった免疫系の貪食細胞特有の取り込み機構であり，細菌や死細胞などの大きな物質を取り込む．ピノサイトーシスは全ての細胞で行われている取り込み機構でクラスリン介在性エンドサイトーシス (clathrin-mediated endocytosis)，カベオラ介在性エンドサイトーシス (caveolae-mediated endocytosis)，マクロピノサイトーシス (macropinocytosis) などがある[5]．まず非ウイルスベクターとして最も汎用されている正電荷脂質と正電荷ポリマーを使用した場合の取り込み過程

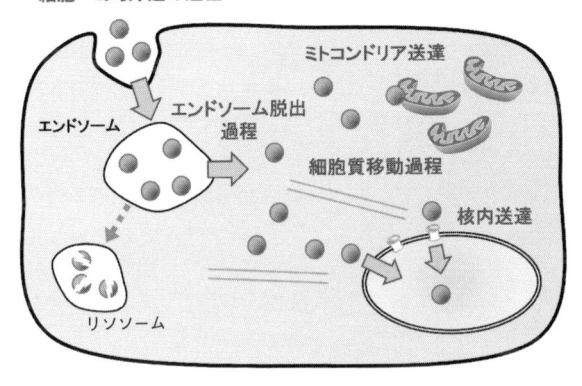

図 5.2 細胞内素過程.

について述べる．核酸の負電荷との静電的相互作用を利用することで複合体を形成させることから，正電荷脂質の場合はリポプレックス，正電荷ポリマーの場合はポリプレックスと呼称される．正電荷を帯びたリポプレックスやポリプレックスの細胞への結合は負電荷を帯びた細胞膜との静電的相互作用であり，細胞膜上のヘパラン硫酸に結合していると考えられている．

リポプレックスの細胞への取り込みは当初，膜融合であると考えられていたが，エンドサイトーシス阻害剤による遺伝子発現活性の低下や電子顕微鏡観察によりエンドサイトーシス様の小胞に存在していることが確認され，現在はエンドサイトーシスが主な取り込み経路であると考えられている．クロルプロマジンやカリウム枯渇によるクラスリン格子の解離により，リポプレックスの取り込みが阻害されたという報告やトランスフェリンとの共局在が観察されたことから，リポプレックスはクラスリン介在性エンドサイトーシスで取り込まれることが示唆されているが，リポプレックスの種類によって取り込み経路は異なる．ポリプレックスの場合もクラスリン介在性エンドサイトーシスにより取り込まれると考えられていたが，クラスリン介在性エンドサイトーシス以外の阻害剤による取り込み阻害やマーカーとの局在も報告されている．このように脂質やポリマーの種類によって取り込み経路も多様性を示すが，核酸を効率良く送達するための取り込み経路はどの経路なのであろうか？

クラスリン介在性エンドサイトーシスやファゴサイトーシスは取り込んだ物質を分解することを主な働きとする経路であるため，リソソームによる分解を受けてしまう．そのため核酸デリバリーに不利な取り込み経路であると考えられている．一方で，カベオラ介在性エンドサイトーシスやマクロピノサイトーシスは性質が異なる．カベオラ介在性エンドサイトーシスはカベオラと呼ばれる丸フラスコ様の窪みから物質を取り込み，カベオソームにより物質輸送が行われる．このカベオソームは通常のエンドソームとは異なり，pHの低下は起こらず中性を示し，リソソームによる分解は誘導されないと考えられている[5]．それ故，カベオラ経路はウイルスや核酸デリバリーシステムがリソソームの分解を回避し，効率良く細胞質や核に送達するルートの一つであると言えよう．またトランスサイトーシスと呼ばれる輸送機構とカベオラによる取り込みが関係していることが報告されており，デリバリーシステム開発における戦略の一つとして注目されている．一方，マクロピノサイトーシスは "cell drinking" と呼ばれるように大量の液体を細胞内に取り込む機構である．成長因子などによりマクロピノサイトーシスは誘起され，波のように伸長した (ruffling) 細胞膜が液体を囲い込むように細胞内へ取り込み，マクロピノソームを形成する．マクロピノソームの大きさは 0.2〜10μm と広い範囲にわたり，その大きさや形は取り込む物質に依存しないため，物質の取り込み量の増加が期待される．またマクロピノソームは必ずしもリソソームと融合しないため，リソソームによる分解を回避できると考えられている．さらにマクロピノソームは通常のエンドソームと比較して中身が漏出しやすいという報告があることから，ベクターの細胞質への脱出効率の面で核酸デリバリーに適した取り込み経路であると言われている．

マクロピノサイトーシスを介した細胞取り込みを可能にする機能性素子として膜透過性ペプチド (CPP: cell-penetrating peptide) が注目されている．7-30アミノ酸で構成された短いペプチドで，正電荷を帯びている．特筆すべき特徴は，CPP自身の何倍もの大きさの物質を細胞内に送達可能であることである．それ故，ペプチド，タンパク質，プラスミドDNAなどの細胞内デリバリーに使用されている．中でもHIV-1ウイルスのTATタンパク質由来のペプチド配列であるTATペプチドや合成CPPであるオリゴアルギニンは汎用されている．当初，TATペプチドを含むCPPは温度やエネルギーに依存しない非エンドサイトーシス経路で細胞に入ると

考えられていた.しかしながら,これらの結果はCPPを処理した細胞を固定したことにより,膜の透過性が増加し,CPPが細胞質や核に拡散した人為的なものであった.その後,生細胞を用いた実験によりTATペプチドやオリゴアルギニンはエンドサイトーシス経路,特にマクロピノサイトーシスで取り込まれていることが明らかになった.一方で生細胞においてもオリゴアルギニンは非エンドサイトーシス経路で細胞質や核に拡散するという報告もあることから[6],取り込み経路に関するさらなる研究が必要である.加えてCPPの機能を最大限に発揮させるためには,そのトポロジー(配置)が重要であり,フレキシビリティや密度などにより取り込み経路がクラスリン介在性エンドサイトーシスに変化することが知られている[7].このようにCPPは不明な点や取り扱いの難しさなどがあるものの,高い細胞親和性や核酸デリバリーに有利な取り込み経路を実現できる可能性などの利点があることから,将来性の高い機能性素子であろう.

5.2.2 エンドソーム脱出

エレクトロポレーション法やマイクロインジェクション法といった物理的に細胞質に核酸を送達させる方法以外の人工デリバリーシステムは,エンドサイトーシスにより細胞に取り込まれた後,エンドソーム内に存在することになり,そのままではリソソームによる分解を受けてしまう.その故,分解されてしまう前にエンドソームから脱出しなければならない.本節ではエンドソームからの脱出を促進するためのいくつかの戦略を紹介する.

リポソームベースのデリバリーシステムでは,膜融合性脂質やpH応答性脂質がエンドソーム脱出を促進するために用いられている[8].膜融合性脂質の代表はDOPE (1,2-dioleoyl-*sn*-glycero-3-phosphoethanolamine) で不飽和結合を二つの疎水鎖に有しており,コーン型の脂質であるため,ラメラ構造ではなく,ヘキサゴナル構造をとる.DOPEは単体では脂質二重膜を形成することができないため,pH応答性脂質やカチオン性脂質と組合せて使用されている.pH応答性脂質とは,中性pHでは負電荷を帯びており,酸性pHになると中性になる脂質のことでPS (phosphatidylserine) やCHEMS (cholesteryl hemisuccunate) やオレイン酸などが知られている.これらのpH応答性脂質とDOPEで調製したリポソームは,エンドソーム内のpH低下に伴い,電荷が中性になり極性がなくなることで脂質

二重膜が形成できなくなる.その結果,DOPE がヘキサゴナル構造をとるようになり,エンドソーム膜との膜融合が促進されると考えられている.またカチオン性脂質と DOPE を組合せるとトランスフェクション効率が増加することも報告されており,カチオン性脂質とエンドソーム膜のアニオン性脂質が相互作用することで起こる膜不安定化作用を DOPE が促進するためであると考えられている.最近ではカチオン性脂質と血中成分との相互作用を防ぐために生理的 pH で電荷をもたず,酸性条件下でのみ正電荷をもつ 3 級アミンのカチオン性脂質の検討が行われ,in vivo におけるエンドソーム脱出戦略としての有用性が示されている.特に,それらの研究で見出された DLinDMA を含む安定核酸脂質粒子 (SNALP: stabilized nucleic acid lipid particle) は,マウスだけでなくサルにおいても siRNA を肝臓に送達し,効率的な RNAi を誘起することに成功した[9].

一方で DOPE のような膜融合性脂質を使用しない戦略もある.アニオン性脂質である CHEMS とカチオン性脂質 DODAC (dioloeyldimethylammonium chloride) を混合し,負電荷のリポソームを調製する.このリポソームはエンドソームの pH 低下に伴い,CHEMS の負電荷が中性にシフトする過程で,カチオン性脂質の正電荷と電荷の打ち消し合いが起こるため,極性がなくなりヘキサゴナル構造に移行することでエンドソーム膜との膜融合が起こるとされている.

ウイルスのエンドソーム脱出機構を模倣した戦略も考えられてきた[10].多くのウイルスはエンドソームの pH 低下に伴い膜融合能を示すペプチドを用いて効率的なエンドソーム脱出を実現している.特にインフルエンザウイルスのスパイクタンパク質であるヘマグルチニン (HA) の一部のアミノ酸配列(HA2 ペプチド)は pH 低下に伴いエンドソーム膜を不安定化する作用があることから,膜融合性ペプチドとして用いられている.さらに HA2 ペプチドを模倣した INF7 ペプチドは HA2 ペプチドよりも強力な膜不安定化作用を示した.また人工の膜融合性ペプチドとして GALA ペプチドがある.Glu-Ala-Leu-Ala の繰り返し配列からなる 30 残基のペプチドで,pH の低下に伴いランダムコイル構造から α ヘリックス構造に変化することで膜への親和性が上昇し,エンドソームとの膜の不安定化を引き起こす.しかしながら,これらの膜融合性ペプチドだけでは細胞への取り込み過程が弱いため,CPP やリポソームと組合せるといった工夫がなされている.

エンドソーム脱出能があるポリマーとしてポリエチレンイミン (PEI) があり，PEI のポリプレックスを用いた場合の遺伝子発現活性が膜融合性ペプチドやクロロキン（エンドソーム破壊）の使用により増加しなかったことから，そのエンドソーム脱出能が見出された．そのメカニズムはプロトンスポンジ効果と呼ばれ，エンドソーム内の pH 低下に伴い PEI のプロトン化が起こり，エンドソーム内へのアニオンと水の流入による浸透圧の上昇がエンドソームの破壊を引き起こす．PEI 以外にもデンドリマーなどプロトンスポンジ効果を有するポリマーが核酸デリバリーシステムとして使用されている．

5.2.3 細胞質輸送

これまで論じてきたように非ウイルスベクターの開発は，ウイルスの巧みな細胞内動態メカニズムを模倣もしくは参考にした戦略に基づく場合が多い．エンドソームから脱出した後の細胞質における移動に関してもウイルスの細胞内動態は重要なヒントを与えてくれる．アデノウイルスはエンドソームを脱出後，微小管のモータータンパク質である dynein/dynactin を介し，微小管に沿って核膜孔まで移動することが知られている．一方で細胞内における遺伝子の拡散はアクチンフィラメントなどの細胞骨格が障害となり制限されていることが報告されている [11]．それ故，効率的な核酸デリバリーを実現するには細胞質中での移動過程も考慮する必要がある．非ウイルスベクターのおいては，PEI を用いた PEI/DNA ポリプレックスの細胞内輸送に微小管が関与していることや，原島らの解析ではオクタアルギニン修飾リポソームが小胞を介して微小管と作用し，核周辺に輸送されていることが示唆された [12,13]．このように非ウイルスベクターの細胞質輸送メカニズム解析が進むことで，新しい輸送戦略が生み出されることが期待される．

5.2.4 核への送達

分裂細胞において pDNA は核分裂の際に核内に導入されるが，ほとんどの遺伝子治療の標的となる細胞は非分裂細胞であるため，核膜が大きな障壁となっている．細胞における核内輸送は核膜孔複合体 (NPC: nuclear pore complex) を介して行われている．pDNA の核送達戦略として汎用さ

れているのが核局在化シグナル (NLS: nuclear localization signal) を用いて NPC を介して核内に輸送する方法で，NLS に核内輸送タンパク質であるインポーチン α が結合し，さらにインポーチン β が結合することで NPC から核内に輸送される．この NLS による核輸送機構の大きな利点は NPC の大きさが広がるという点にある．通常，NPC は 9nm 以下の大きさの物質が受動的に通過可能な大きさであるが，NLS を介した場合，55nm 程度までの物質が通過可能であることが示されている．当初，pDNA に直接 NLS を結合させる戦略が試されたが，有用性を示すことはできなかった．これは NLS の正電荷と pDNA の負電荷の静電的相互作用によりインポーチンとの結合が阻害されたことが原因であると考えられている．しかしながら，アビジン・ビオチン結合を介して NLS やインポーチン β を pDNA に修飾することで上記の問題を克服し，効率的な核内輸送を実現した．また NLS や NLS 類似配列などを修飾あるいは有するポリカチオンと pDNA とのポリプレックスを用いた検討も行われており，遺伝子発現の促進が報告されている．核移行能を有するポリカチオンであるプロタミンを用いた検討において，原島らはポリプレックス表面に提示されたプロタミン配列が NLS 配列としての認識効率を上昇させるために重要であること，つまり NLS のトポロジー制御の重要性を見出した[14]．そこで原島らは NLS 配列に炭素鎖を結合することで MEND の表面に NLS を提示させるというトポロジー制御を行い，非分裂細胞での遺伝子発現活性の増強に成功した[15]．

NLS 以外のアプローチとして，NF-kB 結合配列や SV40 エンハンサーなどの転写因子結合配列を pDNA に組み込むことでシグナルや細胞種依存的な核内輸送制御を可能にした．また，原島らは R8-MEND の表面に糖を修飾することで核移行能を促進し，遺伝子発現活性を 10〜100 倍上昇させることに成功した．さらに新しい核内輸送戦略として，原島らは膜融合による核膜突破戦略を提唱した．エンドソーム膜，核膜の外膜と内膜の計 3 枚の膜を最適化した膜融合性脂質を用いて膜融合により突破する戦略であり，非分裂細胞において飛躍的な遺伝子発現活性の上昇を実現した[16]．

5.2.5　ミトコンドリアへの送達

ミトコンドリア DNA の変異や欠損はミトコンドリア疾患と呼ばれる重篤な症状を引き起こすことが知られている．それ故，異常ミトコンドリア

DNAの補完や修復といった遺伝子治療はミトコンドリア疾患の新しい治療方法として期待されている．ミトコンドリアへのデリバリーシステムにはMTS (mitochondrial targeting signal) が汎用されている．ODN, dsDNA, PNAなどにMTSを修飾することでミトコンドリア内への送達に成功している．しかしながらDNAに直接MTSを修飾した上記の戦略では，17〜322bp程度というサイズの制限があり，ミトコンドリアDNAやpDNAなどの分子をミトコンドリアに送達させることは不可能であった．そこでWeissigらはミトコンドリア膜融合性カチオン脂質を用いたDQAsomeを開発し，pDNAのミトコンドリア送達を試みた．DQAsome/pDNA複合体はエンドソームから脱出し，ミトコンドリア近傍までpDNAを送達させることに成功した．また原島らもリポソームをベースにしたミトコンドリア送達のためのキャリアとしてMITO-Porterの開発を進めている．MITO-Porterの戦略はミトコンドリア外膜，内膜を膜融合で突破し，内封物をマトリックス内に送達させるというものである．最近では，MITO-PorterにR8を修飾することでミトコンドリアマトリックスにDNaseIを送達することに成功している[17]．またAdhyaらはLeishmania tropica由来のRNA輸送タンパク質を用いてRNAをミトコンドリアマトリックスに送達することに成功している[18]．このようにミトコンドリアマトリックス内へのDNA送達の成功例はないものの，期待できる戦略や成果が報告されており，近い将来，ミトコンドリアを標的とした遺伝子治療の実現が期待される．

5.3 遺伝子の運び屋からナノマシンへ

遺伝子治療の歴史が開始した当初は，DDS技術も"遺伝子を運ぶ"だけであったが，前節で述べたような細胞生物学，遺伝子学，高分子化学などの様々な分野の発展から得られた知見・技術により，遺伝子の運び屋は体内動態・細胞内動態を制御可能な"ナノマシン"へと進化している．本節ではいくつかの核酸デリバリーシステムを例に挙げ（図5.3），その開発状況および戦略について紹介する．

5.3.1 高分子ミセル

高分子ミセルは，その名の通り高分子により形成されたミセルのことである．低分子界面活性剤からなるミセルと比べ，分子間凝集力が非常に強く，

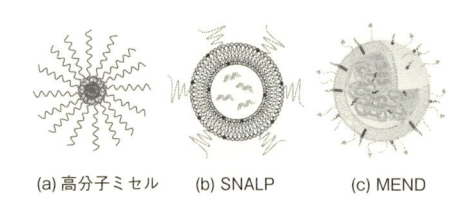

(a) 高分子ミセル　　(b) SNALP　　(c) MEND

図 5.3　代表的な核酸デリバリーシステム．

血中全身投与などで大きく希釈された場合でも安定に構造を保つことができる．相反する性質を有する高分子をつなげた構造のブロック共重合体が高分子形成によく用いられている．高分子ミセルの特徴として 10〜100 nm のサイズで非常に均一な粒子が容易に得られる点，それぞれのブロックに合目的な機能を与え設計可能である点，さらには低毒性である点が挙げられる．最も一般的なものは親疎水性ミセルであり，親水性ブロックと疎水性ブロックの高い溶解性の差により，自発的な集合体を形成する．疎水性ブロックがコアになるため，疎水性の物質を封入することが可能である．他にも静電的相互作用や配位結合を用いた高分子ミセルも報告されており，様々なタイプの物質を封入可能であるという利点が高分子ミセルにはある．100 nm 以下の粒子径による EPR 効果および薬物封入性の高さから，片岡らは抗がん剤であるアドリアマイシンやパクリタキセルを封入した高分子ミセルを構築し，臨床試験に入っている．さらにシスプラチンやダッハプラチンを封入した高分子ミセルも実用化に向けた研究開発が進んでいる．

　片岡らにより見出された静電的相互作用による高分子ミセルであるポリイオンコンプレックス (PIC) は，タンパク質や核酸など生理活性分子の内封を可能にし，高分子ミセルの新たな道を開いた[19]．PEG 部分とポリカチオン部分を有するブロック共重合体 (PEG-PLys) と pDNA を混合することで pDNA コアを親水性の外殻が覆った安定なコアシェル構造を有するミセルが形成される[20]．PEG 層があることにより，生体成分との相互作用を最小限に抑制することが可能であるため，in vivo での生体適合性や安定性が非常に高い．pDNA を封入した PIC は，培養細胞への高い遺伝子導入を示し，マウスに静脈内投与した場合においても肝臓において遺伝子発現が認められた[21]．さらにラクトースを修飾した高分子ミセルを構築し，肝細胞の標的化を試みた．その結果，肝細胞の ASGP 受容体を介し

て取り込まれ，著しい遺伝子発現活性を示した．さらにポリカチオン部位を最適化し，プロトンスポンジ効果によるエンドソーム脱出機能を有するPEG-PAsp(DET)を開発した[22]．PEG-PAsp(DET)はポリアスパラギン酸部位の側鎖にエチレンジアミンを有する．PEG-PAsp(DET)は初代培養細胞，血管病変，がん組織への遺伝子導入を可能とし，毒性はほとんど認められなかった．さらに環状RGDペプチドを修飾することで血管病変への遺伝子導入効果の促進に成功している[23]．特に細胞分化誘導においてPICミセルの低毒性は顕著に影響し，骨芽細胞の分化誘導実験ではPEIと遺伝子の発現レベルは同等であったが，分化誘導の程度は大きく異なりPICミセルの方が効率的な細胞分化が観察された[24]．またブロック共重合体同士をジスルフィド結合で繋げることで，ミセルの安定性を向上させることにも成功しており，この技術はpDNAだけでなく，siRNAの封入にも用いられており，標的細胞への効率的なsiRNA送達を実現している[25]．

このように高分子ミセルは，粒子径の小ささと血中での高い安定性だけではなく，戦略に基づいた様々なブロック共重合体設計が可能という分子レベルでのキャリア開発が可能な点が大きな強みであり，さらなる発展が期待できる．

5.3.2 安定核酸脂質粒子 (SNALP)

SNALP(stabilized nucleic acid-lipid particle)はTekmira社が開発したsiRNAの全身投与型デリバリーシステムであり，現段階（2011年）で最も実用化に近いと言われている．SNALPは，全身投与型の核酸デリバリーシステムを実現するための条件である，① 血中滞留性，② 高い封入効率(high drug-to-lipid ratios)，③ 100nm以下の粒子径，をコンセプトとしてCullisらにより開発されたSPLP(stabilized plasmid-lipid particle)の概念[26]を基にMacLachlanらにより開発された[27]．

SPLPはDOPE，カチオン性脂質DODAC(N, N-dioleyl-N, N-dimethylammonium chloride)，PEG-ceramideにより構成されており，界面活性剤除去法により調製される[28]．界面活性剤除去法は脂質と界面活性剤の混合ミセルから界面活性剤を除くことで一枚膜の均一なリポソームを調製する方法であるが，封入率が低いという欠点があった．しかしながら，Cullisらはカチオン性脂質を加えることで負電荷のpDNAとの静

電的相互作用を利用し,50~70%の pDNA 封入率を実現した.調製された SPLP は,粒子径 70nm,脂質あたりの pDNA 量 62.5μg/μmol(1 遺伝子/SPLP 相当)であり,①〜③のコンセプトを満たした遺伝子デリバリーシステムの開発に成功した.その結果,静脈内投与後の SPLP は半減期 6~7 時間の血中滞留性を示し,担がんマウスモデルにおいて高い腫瘍集積性と遺伝子発現を示した.これらの結果は,SPLP の巧みな核酸送達戦略によるものであろう.PEG 脂質の疎水鎖を ceramide にすることで,EPR 効果により腫瘍組織に集積した後,PEG 脂質が SPLP から解離する.その結果,カチオン性脂質による効率的な細胞取り込みとエンドソーム脱出促進が起こるためであると考えられる.このような成果が得られているにもかかわらず,実用化という観点では,遺伝子発現効率の向上が不可欠であり,さらなる研究が進められている.

SPLP の調製で使用されていた界面活性剤の代わりにエタノールを用いた新しい方法が開発され,より簡便で工業的な方法として ODN や pDNA の封入に用いられるようになった.また siRNA の登場により遺伝子治療から核酸医薬へと世界の流れが変わりはじめ,siRNA のデリバリーシステムの需要が急激に高まってきた.そのような流れの中で,MacLachlan らはこのエタノールを用いた方法を siRNA の封入に用いることで SNALP の開発に成功した [27].その中で,彼らはカチオン性脂質のアルキル鎖に着目し,不飽和結合数が異なるカチオン性脂質を合成し,脂質構造の最適化を行った.不飽和結合数が増えるに従い細胞内への取り込み量は減少するものの,siRNA によるノックダウン効果は不飽和結合を 2 個有する DLinDMA が最も高かった.この DLinDMA を含む SNALP はマウスだけではなくサルにおいても ApoB を標的とした siRNA を肝臓に送達し,RNAi を誘起することに成功した [9].SNALP の肝実質細胞への効率的な取り込みは,SNALP が ApoE と結合した後,ApoE が LDL 受容体に認識されることでクラスリン介在性エンドサイトーシスによりアクティブに取り込まれるためであることが示唆されている [29].この結果を受けて Tekmira 社は,2009 年に ApoB を標的とする siRNA を封入した SNALP を用いて家族性高コレステロール血症を対象とした臨床試験を開始した.また Alnylam 社もキネシンスピンドルタンパク質および血管内皮増殖因子を標的とする siRNA を封入した SNALP を用いて固形がん(主に肝がん)を対象とし,2009 年に臨床試験を開始した.このように SNALP の開発を機に世界初

のsiRNA医薬の誕生に向けて進み始めている.

さらにTekmira社は次世代のSNALPの開発,基礎研究も積極的に進めている.彼らは構造活性相関に基づき,3級アミンカチオン性脂質のリンカーおよび親水基の最適化を行うことで,ベースとなったDLinDMAに比べて in vivo におけるED50が10倍,脂質組成の最適化により更に10倍向上したことで,ED50は約0.01mg/kgとなった[30].これらSNALPは肝臓を標的としたsiRNAデリバリーシステムとして他のシステムを圧倒している.一方でSNALPにより送達されたsiRNAは,その数%程度しかRISC取り込まれていないというデータもあり,エンドソーム脱出をはじめとした細胞内動態を in vivo でいかに制御するかが今後のsiRNAデリバリーシステムの発展に不可欠になっている.

5.3.3 多機能性エンベロープ型ナノ構造体 (MEND)

原島らは独自の核酸デリバリーシステムとして多機能性エンベロープ型ナノ構造体 (MEND: multifunctional envelope-type nano device) を開発してきた[31].MENDは核酸とポリカチオンの複合体からなるナノ粒子をコアとし,「Programmed Packaging」(① 体内動態・細胞内動態を制御するための戦略立案 (programming),② 戦略実現に必要な機能性素子の設計と各機能性素子を合理的に配置した設計 (molecular design),③ これらをナノ空間にアセンブルするナノテクノロジー (packaging) からなる) の概念に基づいて構築されたリポソームを基盤とするナノキャリアである.

前節で述べたようにマクロピノサイトーシスは核酸デリバリーに適した取り込み経路であると考えられる.そこで原島らは京都大学の二木グループが見出したオクタアルギニン (R8) に着目した.R8はマクロピノサイトーシスを誘起することで細胞に取り込まれる.原島らはR8をステアリル化することでMENDの脂質膜表面に修飾した (R8-MEND)[32].このR8-MENDはマクロピノサイトーシスを介して効率的に細胞に取り込まれ,代表的なウイルスベクターであるアデノウイルスと同等の遺伝子発現活性を示した.興味深いことに膜表面に修飾するR8の密度を減らすとクラスリン介在性エンドサイトーシスを介して細胞に取り込まれるようになり,遺伝子発現活性は著しく低下する.このことは核酸送達戦略における細胞への取り込み経路選択の重要性とナノキャリア構築における機能性素

子のトポロジー制御の必要性を示している．またR8-MENDはpDNA以外にもアンチセンスDNAやsiRNAを搭載することが可能であり，アンチセンスDNAやsiRNAのキャリアとしても優れていることが明らかになっている．

細胞質で働くsiRNAのためのデリバリーシステム開発はエンドソームからの脱出過程が一つの大きな課題と言える．原島らもエンドソーム脱出素子としてGALAペプチドに注目し，MENDの開発を行った．GALAとコレステロールを結合したChol-GALAを合成し，siRNAを搭載したMEND表面に修飾することでエンドソームからの脱出を促進し，*in vitro*と*in vivo*において高いノックダウン効果を示した[33]．しかしながらPEG修飾MEND表面へのGALAの修飾はノックダウン効率を上昇させるものの，PEGによる静脈内投与時の血中滞留性を失うことが明らかになった．これはGALAペプチドの長さがPEGの水和層よりも長いために，GALAが免疫細胞や血清成分に認識されたことが原因であると考えられた．そこで原島らはPEGによる水和層を考慮し，通常のGALAよりも短いshGALA (short GALA) を合成し，PEG-MENDの表面に修飾した．静脈内投与した結果，高い血中滞留性維持と腫瘍組織におけるノックダウンと抗腫瘍活性が認められた[34]．これらの結果も機能性素子のトポロジー制御の重要性を示すものである．

一方で，従来の水和法で調製したMENDは電子顕微鏡観察から4～5枚ほどの多重膜であることが明らかになっており，エンドソーム脱出後のエンベロープ膜の脱被覆化効率が悪いことが予想された．そこで原島らはコア粒子を一枚膜リポソーム (SUV: small unilamellar vesicle) で被覆することで膜枚数を減らし，均一なMENDを調製することに成功した (D-MEND: dilamellar MEND)．siRNA搭載D-MENDは従来型のMENDと比較して優れた脱被覆効率を示し，細胞系においてsiRNAのdoseを1/10に下げた場合でも強力なノックダウン活性を示した．加えてsiRNAの導入が困難とされている樹状細胞において免疫抑制性因子の高いノックダウンおよび免疫活性能の増強に成功した[35]．

非分裂細胞への遺伝子導入は非ウイルスベクター開発における最大の目標の一つであろう．原島らもR8-MENDを用いて非分裂細胞へ遺伝子導入を試みた．しかしながら，遺伝子発現は認められず，核膜が障壁になっていることが示唆された．この問題を克服するために，エンドソーム膜，核膜の

外膜と内膜の全ての膜を膜融合で突破し,核内にDNAを送達させるという全く新しい戦略に基づいたMENDの開発を行った.内側に核膜融合性の脂質エンベロープ,外側にエンドソーム融合性の脂質エンベロープを有するT-MEND (tetralamellar MEND) の開発に成功し,非分裂細胞における遺伝子発現活性を飛躍的に上昇させた[16].さらに樹状細胞に抗原を遺伝子導入し,十分な抗原提示を実現させることにも成功し,現在DNAワクチンとしての応用も期待される[36].さらに膜融合を利用したT-MENDの戦略はミトコンドリアへのデリバリーにも応用可能である.ミトコンドリアは外膜と内膜の2枚の膜で構成されており,マトリックス内に遺伝子を送達させるためにはこれらの膜を突破する必要がある.原島らはミトコンドリア膜と親和性の高い脂質組成のスクリーニングを行い,MITO-Porterに用いることでミトコンドリアマトリックスにDNaseIを送達することに成功した[17].ミトコンドリアへの遺伝子デリバリーは重篤なミトコンドリア病の克服に大きな恩恵をもたらす技術であり,今後の発展が望まれている.

5.4 おわりに

低分子化合物からバイオ医薬品へとパラダイムシフトが起こり,医薬品開発は大きな転換期を迎えている.さらには核酸医薬・遺伝子治療といった次世代の医薬品によせる期待は大きく,多くの製薬企業が開発に着手してきた.しかしながら,低分子化合物や抗体医薬とは異なり,効率的なデリバリーシステムの開発が律速になっている.今後は,GMP基準の製造技術,特許戦略,医薬品ガイドライン設定など実用化を目指したデリバリーシステム開発競争の激化が予想される.わが国のDDS技術は世界でも認められ,急成長を遂げてきた.近い将来,体内動態・細胞内動態を意のままに制御可能な日本発のナノマシンが開発されることを期待している.

引用・参考文献

1) A. Fire, S. Xu, M. K. Montgomery, S. A. Kostas, S. E. Driver and C. C. Mello: *Nature*, **391**, 806 (1998).
2) S. M. Elbashir, J. Harborth, W. Lendeckel, A. Yalcin, K. Weber and T. Tuschl: *Nature*, **411**, 494 (2001).
3) D. B. Kohn, M. S. Hershfield, D. Carbonaro, A. Shigeoka, J. Brooks, E. M. Smogorzewska, L. W. Barsky, R. Chan, F. Burotto, G. Annett,

J. A. Nolta, G. Crooks, N. Kapoor, M. Elder, D. Wara, T. Bowen, E. Madsen, F. F. Snyder, J. Bastian, L. Muul, R. M. Blaese, K. Weinberg and R. Parkman: *Nature Medicine*, **4**, 775 (1998).
4) The Journal of Gene Medicine Clinical Trials Website, http://www.wiley.co.uk/genmed/clinical.
5) I. A. Khalil, K. Kogure, H. Akita and H. Harashima: *Pharmacological Reviews*, **58**, 32 (2006).
6) I. Nakase, M. Niwa, T. Takeuchi, K. Sonomura, N. Kawabata, Y. Koike, M. Takehashi, S. Tanaka, K. Ueda, J. C. Simpson, A. T. Jones, Y. Sugiura and S. Futaki: *Mol. Ther.*, **10**, 1011 (2004).
7) I. A. Khalil, K. Kogure, S. Futaki and H. Harashima: *The Journal of Biological Chemistry*, **281**, 3544 (2006).
8) I. M. Hafez and P. R. Cullis: *Advanced Drug Delivery Reviews*, **47**, 139 (2001).
9) T. S. Zimmermann, A. C. Lee, A. Akinc, B. Bramlage, D. Bumcrot, M. N. Fedoruk, J. Harborth, J. A. Heyes, L. B. Jeffs, M. John, A. D. Judge, K. Lam, K. McClintock, L. V. Nechev, L. R. Palmer, T. Racie, I. Rohl, S. Seiffert, S. Shanmugam, V. Sood, J. Soutschek, I. Toudjarska, A. J. Wheat, E. Yaworski, W. Zedalis, V. Koteliansky, M. Manoharan, H, P. Vornlocher and I. MacLachlan: *Nature*, **441**, 111 (2006).
10) I. Nakase, S. Kobayashi and S. Futaki: *Biopolymers*, **94**, 763-770 (2010).
11) G. L. Lukacs, P. Haggie, O. Seksek, D. Lechardeur, N. Freedman and A. S. Verkman: *The Journal of Biological Chemistry*, **275**, 1625 (2000).
12) J. Suh, D. Wirtz and J. Hanes: *Proceedings of the National Academy of Sciences of the United States of America*, **100**, 3878 (2003).
13) H. Akita, K. Enoto, T. Masuda, H. Mizuguchi, T. Tani and H. Harashima: *Mol. Ther.*, **18**, 955 (2010).
14) T. Masuda, H. Akita and H. Harashima: *FEBS letters*, **579**, 2143 (2005).
15) T. Nakamura, R. Moriguchi, K. Kogure, A. Minoura, T. Masuda, H. Akita, K. Kato, H. Hamada, M. Ueno, S. Futaki and H. Harashima: *Biological & Pharmaceutical Bulletin*, **29**, 1290 (2006).
16) H. Akita, A. Kudo, A. Minoura, M. Yamaguti, I. A. Khalil,R. Moriguchi, T. Masuda, R. Danev, K. Nagayama, K. Kogure and H. Harashima: *Biomaterials*, **30**, 2940 (2009).
17) Y. Yamada, R. Furukawa, Y. Yasuzaki and H. Harashima: *Mol. Ther.*, **19**, 1449 (2011).
18) B. Mahata, S. Mukherjee, S. Mishra, A. Bandyopadhyay and S. Adhya: *Science*, **314**, 471 (2006).
19) A. Harada and K. Kataoka: *Science*, **283**, 65 (1999).
20) K. Osada, R. J. Christie and K. Kataoka: *Journal of the Royal Society*,

Interface / the Royal Society, **6 Suppl 3**, S325 (2009).
21) M. Harada-Shiba, K. Yamauchi, A. Harada, I. Takamisawa, K. Shimokado and K. Kataoka: *Gene Therapy*, **9**, 407 (2002).
22) N. Kanayama, S. Fukushima, N. Nishiyama, K. Itaka, W. D. Jang, K. Miyata, Y. Yamasaki, U. I. Chung and K. Kataoka: *Chem. Med. Chem.*, **1**, 439 (2006).
23) H. Kagaya, M. Oba, Y. Miura, H. Koyama, T. Ishii, T. Shimada, T. Takato, K. Kataoka and T. Miyata: *Gene Therapy*, **19**, 61 (2012).
24) K. Itaka, S. Ohba, K. Miyata, H. Kawaguchi, K. Nakamura, T. Takato, U. I. Chung and K. Kataoka: *Mol. Ther.*, **15**, 1655 (2007).
25) S. Matsumoto, R. J. Christie, N. Nishiyama, K. Miyata, A. Ishii, M. Oba, H. Koyama, Y. Yamasaki and K. Kataoka: *Biomacromolecules*, **10**, 119 (2009).
26) D. B. Fenske and P. R. Cullis: *Expert opinion on drug delivery*, **5**, 25 (2008).
27) J. Heyes, L. Palmer, K. Bremner and I. MacLachlan: *J. Control. Release*, **107**, 276 (2005).
28) J. J. Wheeler, L. Palmer, M. Ossanlou, I. MacLachlan, R. W. Graham, Y. P. Zhang, M. J. Hope, P. Scherrer and P. R. Cullis: *Gene Therapy*, **6**, 271 (1999).
29) A. Akinc, W. Querbes, S. De, J. Qin, M. Frank-Kamenetsky, K. N. Jayaprakash, M. Jayaraman, K. G. Rajeev, W. L. Cantley, J. R. Dorkin, J. S. Butler, L. Qin, T. Racie, A. Sprague, E. Fava, A. Zeigerer, M. J. Hope, M. Zerial, D. W. Sah, K. Fitzgerald, M. A. Tracy, M. Manoharan, V. Koteliansky, A. Fougerolles and M. A. Maier: *Mol. Ther.*, **18**, 1357 (2010).
30) S. C. Semple, A. Akinc, J. Chen, A. P. Sandhu, B. L. Mui, C. K. Cho, D. W. Sah, D. Stebbing, E. J. Crosley, E. Yaworski, I. M. Hafez, J. R. Dorkin, J. Qin, K. Lam, K. G. Rajeev, K. F. Wong, L. B. Jeffs, L. Nechev, M. L. Eisenhardt, M. Jayaraman, M. Kazem, M. A. Maier, M. Srinivasulu, M. J. Weinstein, Q. Chen, R. Alvarez, S. A. Barros, S. De, S. K. Klimuk, T. Borland, V. Kosovrasti, W. L. Cantley, Y. K. Tam, M. Manoharan, M. A. Ciufolini, M. A. Tracy, A. de Fougerolles, I. MacLachlan, P. R. Cullis, T. D. Madden and M. J. Hope: *Nature Biotechnology*, **28**, 172.
31) K. Kogure, H. Akita, Y. Yamada and H. Harashima: *Advanced Drug Delivery Reviews*, **60**, 559 (2008).
32) K. Kogure, R. Moriguchi, K. Sasaki, M. Ueno, S. Futaki and H. Harashima: *J. Control. Release*, **98**, 317 (2004).
33) H. Hatakeyama, E. Ito, H. Akita, M. Oishi, Y. Nagasaki, S. Futaki and H. Harashima: *J. Control. Release*, **139**, 127 (2009).

34) Y. Sakurai, H. Hatakeyama, Y, Sato, H. Akita, K. Takayama, S. Kobayashi, S. Futaki and H. Harashima: *Biomaterials*, **32**, 5733 (2011).
35) H. Akita, K. Kogure, R. Moriguchi, Y. Nakamura, T. Higashi, T. Nakamura, S. Serada, M. Fujimoto, T. Naka, S. Futaki and H. Harashima: *J. Control. Release*, **143**, 311 (2010).
36) S. M. Shaheen, H. Akita, T. Nakamura, S. Takayama, S. Futaki, A. Yamashita, R. Katoono, N. Yui and H. Harashima: *Biomaterials*, **32**, 6342 (2011).

索　引

【英数字】

0次放出, 4
ABC現象, 57
Alzet®, 16
CED, 45
cis-アコニチル結合, 79
CPP, 100
D-MEND, 110
DDS, 1, 39
ELP, 72
EPR効果, 43, 48, 66
Fickの第1法則, 11
Higuchiの式, 11
LCST, 71, 76
Lysosomotoropic agent, 46
MEND, 109
Mylotarg, 52
NLS, 104
NPC, 103
OCAS®, 16
on-off放出, 4, 63
Oros®, 16
PEG, 74
PEG修飾タンパク, 55
PEG修飾リポソーム, 56
pH応答性脂質, 101
PIC, 106
PLGA, 19
PLGAマイクロスフェア, 19
P-糖タンパク質, 82
R8, 109
Ringsdorfの高分子モデル, 47
siRNA, 95
SMANCS, 55
SNALP, 107
T-MEND, 111
T_g, 77

【あ】

アクティブターゲティング, 42
アセタール結合, 79
安定核酸脂質粒子, 107
イオントフォレシス, 25, 26
遺伝子治療, 95
ウイルスベクター, 97
エラスリン様ポリペプチド, 72
エレクトロポレーション, 25, 27
エンドサイトーシス, 67, 98
オキュサート®, 20
オクタアルギニン, 109
温度応答性高分子, 64, 71, 75
温度応答性リポソーム, 74

【か】

化学的吸収促進法, 25
核局在化シグナル, 104
核酸医薬, 94
核膜孔複合体, 103
下限臨界溶液温度, 71
カチオン性脂質, 102
カベオラ介在性エンドサイトーシス, 100
ガラス転移温度, 77
がん細胞, 41
キャリア, 66
吸収改善, 21
吸収促進剤, 22, 25

近赤外光, 86
金ナノシェル, 86
金ナノロッド, 86
空間的制御, 3
グルタチオン, 70
経口徐放システム, 15
経粘膜吸収促進法, 21
経皮吸収, 24
ゲル, 64
口腔内崩壊錠, 19
合成高分子–薬物複合体, 50
光線力学療法, 84
高分子膜, 12
高分子ミセル, 57, 76, 80, 105
コンサータ®, 16
コントロールドリリース, 9

【さ】

細胞内動態制御, 98
サルファジメトキシン, 81
酸開裂型結合, 79
時間的制御, 3
子宮内適用徐放製剤, 20
刺激応答性高分子, 6
時限放出システム, 17
ジスルフィド結合, 70
次世代医薬, 94
持続性の付与, 31
消化管粘膜障害の改善, 35
シンク条件, 12
浸透圧ポンプ, 16
セラミド, 24
ソノフォレシス, 25, 27

【た】

ターゲティング, 34, 39
多機能性エンベロープ型ナノ構造体, 109
ダブルターゲティング, 5
タンパク分解酵素阻害剤, 23
長期徐放注射剤, 19

デンドリマーポルフィリン, 84
特異抗体, 42, 44
トランスポーター, 23

【な】

ナノゲル, 59
二光子吸収, 88
ネガティブターゲティング, 56
粘膜適用製剤, 20
脳内への移行性, 31

【は】

バイオ医薬品, 93
パッシブターゲティング, 42
非ウイルスベクター, 97
光開裂性結合, 88
ヒドラゾン結合, 79, 80
標的指向化, 39
フォトサーマル効果, 86
物理的吸収促進法, 26
プロゲスタサート®, 20
ブロック共重合体, 106
プロドラッグ, 25, 28
プロトンスポンジ効果, 103
放出制御, 9
ポジティブターゲティング, 56
ポリ(N-イソプロピルアクリルアミド), 71
ポリイオンコンプレックス, 69, 84, 106
ポリエチレングリコール, 74
ポリ乳酸グリコール酸共重合体, 19
ポリプレックス, 99

【ま】

膜制御, 10
膜透過性ペプチド, 100
膜融合性脂質, 101
膜融合性ペプチド, 102
マクロピノサイトーシス, 100
マトリックス, 11

マトリックス制御, 10
魔法の弾丸, 46
マルチターゲティング DDS, 66

【や】

薬物送達システム, 1
葉酸, 80

【ら】

リソソーム, 68, 78
リポソーム, 74, 82
リポプレックス, 99
リュープリン®, 20

最先端材料システム One Point 9
Advanced Materials System One Point 9

ドラッグデリバリーシステム
Drug Delivery System

2012 年 5 月 10 日　初版第 1 刷発行

編　集　高分子学会　　ⓒ 2012

発行者　南條光章

発行所　**共立出版株式会社**
　　　　郵便番号 112–8700
　　　　東京都文京区小日向 4–6–19
　　　　電話　03–3947–2511（代表）
　　　　振替口座　00110–2–57035
　　　　http://www.kyoritsu-pub.co.jp/

印　刷　藤原印刷
製　本　ブロケード

社団法人
自然科学書協会
会員

検印廃止
NDC 499.6

ISBN 978–4–320–04433–3　　Printed in Japan